“寒温合一”
解析《吴鞠通医案》外感篇

◎杨利　著

全国百佳图书出版单位
中国中医药出版社
·北　京·

图书在版编目（CIP）数据

“寒温合一”解析《吴鞠通医案》外感篇 / 杨利著 .—北京：中国中医药出版社，2022.3

ISBN 978-7-5132-7271-1

Ⅰ . ①寒… Ⅱ . ①杨… Ⅲ . ①仲景学说—研究②温病学说—研究 Ⅳ . ① R222 ② R254.2

中国版本图书馆 CIP 数据核字（2021）第 219005 号

中国中医药出版社出版

北京经济技术开发区科创十三街 31 号院二区 8 号楼

邮政编码　100176

传真　010-64405721

三河市同力彩印有限公司印刷

各地新华书店经销

开本 710 × 1000　1/16　印张 15.5　字数 228 千字

2022 年 2 月第 1 版　2022 年 3 月第 1 次印刷

书号　ISBN 978 – 7 – 5132 – 7271 – 1

定价　66.00 元

网址　www.cptcm.com

服务热线　010-64405510

购书热线　010-89535836

维权打假　010-64405753

微信服务号　zgzyycbs

微商城网址　https://kdt.im/LIdUGr

官方微博　http://e.weibo.com/cptcm

天猫旗舰店网址　https://zgzyycbs.tmall.com

如有印装质量问题请与本社出版部联系（010-64405510）

作者简介

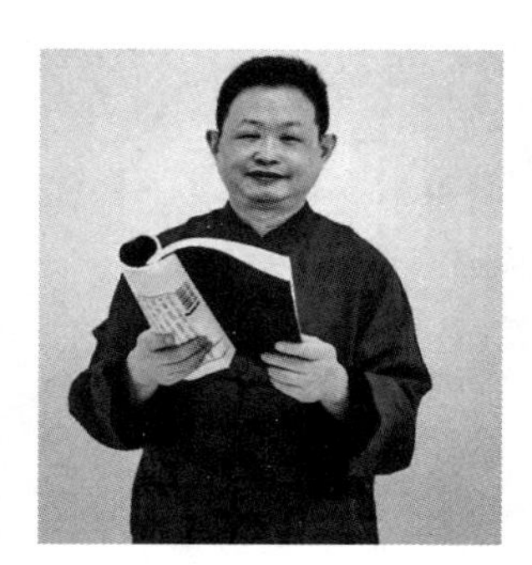

杨利，男，江苏徐州人，1971年出生。博士研究生、主任中医师，深圳市第五批名中医药专家学术经验继承工作指导老师，广东省中医师承制导师。

先后求学于南京中医药大学和广州中医药大学，师从邓铁涛、任继学、路志正、薛伯寿教授等四位国医大师，以及全国名老中医金实教授、经方名家张磊先生等。在江苏跟随孟澍江、陈亦人、王玉玲、章文庚、孙楚江等名医抄方实习，形成了博采众长、求真务实的学风，践行“寒温合一”的理念，将六经、卫气营血、八纲、六气（邪）辨证体系熔为一炉，构建了“四维一极辨证体系”，有助于精准辨证、严谨处方。

扎根临床一线，擅长中医药治疗心脑血管疾病及各科疑难杂症，曾在广东省中医院神经外科担任中医查房工作多年，用中医救治难治性高热、昏迷等，受到同行好评。

兼任广东省中西医结合学会青年工作委员会副主任委员、广东省医师协会神经修复专业委员会常委等7项职务。承担和参与国家自然科学基金、广东省科技厅等课题4项，发表论文20余篇，出版专著两部、光盘《中医经典行与知》，对中医经典有独到见解。

路序

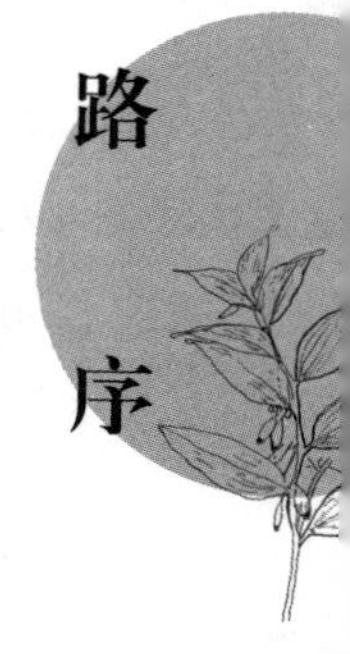

伤寒与温病，是中医辨治外感热病的两大学术体系，本是一脉相承、继承和发展的关系。但自明代王安道提出《伤寒论》只论“风寒”之后，温病学家认为“仲景之书专论伤寒，此六气中一气耳”，咸欲跳出六经藩篱、脱却伤寒。由此引起数百年来的“寒温之争”，聚讼不休。清末、民国以来，特别是新中国成立后，学者从临床实践出发，纷纷赞同“寒温融合”“寒温统一”，反对寒温的对立。但究竟如何统一，是六经统卫气营血，还是统一在八纲之下，还是统一用脏腑辨证，方案数十种，难以达成共识，加上自20世纪80年代流行病的减少，故近三四十年来，论者渐趋沉寂。

在抗击2003年的“非典”和2020年以来的新冠肺炎方面，中医药防治工作取得了瞩目的成就，中医外感热病的研究又为医界所重视。余之门生杨利主任，近几年来潜心研究“寒温合一”理论，提出了“寒温合一”（不是“统一”）的学说，不论伤寒还是温病，两者分析的都是六淫、疫疠之邪，都可以合一在“四维一极”的辨证体系之中。他提出“四维”的内涵就是六经结合卫气营血来辨病位、病势；六气（包括了六淫和内生的“痰瘀食气”等各种邪气）来辨病邪属性；八纲来归纳病机的属性。这样就为精准辨证提供了可行的框架和路线图。“一极”就是最后辨出合适的方证。“四维”相当于四个柱子，“一极”相当于屋脊，合起来就形成了一个完整的架构，中医辨证的“大厦”初具规模。当然，还有许多具体、细致的工作需要进一步完善，但他创新的精神和缜密的思考还是值得称赞的。

杨利是我的学生之一，2011年初春来北京脱产跟师两年，和我朝夕相处，结下了深厚的师生之情。杨利医生待人谦和、善于思考、思维活跃，盖“讷于言而敏于行”者也。他对于经典著作努力钻研，所写跟师笔记多有对经典的发挥之处，余每为之击节。记得曾有一人外伤后颈椎损伤，请我外地会诊，由于年事已高，不宜长途飞行，故派学生杨利出诊，诊后来电商量，余力主由他处方，他用金钱白花蛇一味磨粉，黄酒送服，并配合汤剂，服后患者肢体麻木乏力大减，免了一次手术之苦。

由此可见，他是一位既善于理论思考又勤于临床实践的中医行者，期望他秉持初心，在中医之道上锐意进取！同时也希望有更多的杨利医生，发愿“为往圣继绝学”，将中医学术发扬光大！

吾年逾期颐，欣闻门生杨利将自己新颖的学术见解融入在即将问世的新作《“寒温合一”解析＜吴鞠通医案＞外感篇》之中，乐何如之！爰为之序。

廉州医翁路志正

辛丑荷月于北京

编写说明

一、吴鞠通在外感病方面的巨大成就

吴鞠通在中医学界有极大的影响，尤其是《温病条辨》一书，标志着温病学说的成熟。据个人浅见，我对吴氏的学术成就择其要者，做一简介。

吴氏继承、总结了前人治疗温病的成就，尤其是叶天士的学术经验，对温热、湿热类疾病的辨证论治规律加以理论升华，以三焦为纲、病邪为目，形成了脏腑辨证与卫气营血辨证相结合的理论体系。纲目清晰，内容全面，所选方药切合实用，体现了其理论体系的成熟。

1. 治则治法的创新

（1）针对三焦的生理病理特点，提出“治上焦如羽，非轻不举；治中焦如衡，非平不安；治下焦如权，非重不沉”的大原则。

（2）针对疾病的发展，卫、气、营、血，由浅入深的顺序，重视“透邪外出”的治疗思想。

（3）重视正气，“正虚不能运药”，故治法上重视养阴，提出“存阴退热”“增水行舟”等治法。

2. 方剂整理和完善

（1）对经方的继承和创新。如在仲景三承气的基础上，发展出了五个承气法，更为周全；还有旋覆花汤发展为香附旋覆花汤，橘枳姜汤衍化为

“四不”汤，半夏泻心汤、木防己汤、乌梅丸等的化裁应用，俯拾皆是。

（2）对前人方剂加以批判继承。如对藿香正气散的加减、东垣普济消毒饮的加减等。

（3）对叶天士方剂的整理。吴鞠通深入研究《临证指南医案》中的方剂，根据功能主治，列入相应的病证之下，恰到好处，可以说是最善于学习叶天士者，叶霖谓吴鞠通“剽窃叶案”，大失公允。

二、吴鞠通外感病若干观点值得商榷

吴氏的成就是巨大的，对于中医外感病学的发展作出了重大贡献，是不容否认的。但人无完人，其学说亦有不足之处，有的是白璧微瑕，有的则是明显错误，且对后世造成不良影响，不得不辨。如：

关于温病当“跳出六经藩篱”的观点。

凡病温者，始于上焦，在手太阴。

太阴风温，恶风寒者，用桂枝汤。

对于吴又可诸家的不当批评。

对“燥病”的认识。

借用手足六经（十二经）名词，实指脏腑，混淆六经之旨。

白虎汤所治为太阴还是阳明?

对辛温、苦寒药的过度禁忌。

这些观点，自清代以来，已有很多医家做了批评指正，本书在解析具体医案时，将这些观点结合具体案例，一一辨析，详见后文。

三、“寒温合一”的“四维一极”辨证体系简述

清末、民国以降，很多医家开展了“寒温统一”“寒温融合”的探讨与争鸣，取得了较大的进展，但一直未能形成一个公认、有效的统一方案。笔者在熟读这些文献的基础上，体会并归纳出“六经辨证包括了八纲

辨证；六经皆有卫、气、营、血之分；六经皆有六气（邪）为患；六经与脏腑不是一一对应而是交叉的”这四个观点，形成了“以六经为经、卫气营血为纬、病性为纲、病邪为目”的四维辨证体系。

这四个辨证体系的有机融合，对我们正确地辨析病因、病位、病性、病势提供了精准的路径，循此以辨，可以很明晰地确立治法，再进一步吸取仲景“方证”或“汤方”辨证的精髓，达到更为精准地辨证处方。正如胡希恕先生所言，“辨方证是辨证论治的尖端”，笔者的理解，在四维辨证的基础上，再结合方证辨证，就可以完成一个精准的、最优化的辨证论治过程。详细的论述，拟另外撰文。

四、所选版本及编写体例

由于《吴鞠通医案》在清代未刊行，仅以抄本的形式流传，藏者亦秘不示人，直到1916年，浙江裘吉生、金月笙先生才有刻本分别发行，裘氏为4卷本（以下简称“裘本”），金氏为5卷本（以下简称“金本”）。曹炳章先生将金氏的5卷本加以校定，收入《中国医学大成》中；1960年人民卫生出版社将裘氏的4卷本校正出版。其后浙江中医学院（现浙江中医药大学）王绪鳌教授又发现了丹井书屋所藏抄本共5卷16册，内容更为丰富完善。王绪鳌教授对比各版本后认为：抄本为最优、裘本次之、金本又次之。故于1985年列入《中医古籍整理丛书》点校后，由人民卫生出版社出版。此次点校，以丹井书屋旧藏抄本为底本，兼取各版本之优点，互相补充，较裘氏本增加了风温、温疫、温毒、喉痹诸病证64例医案，共收医案457例，是现存《吴鞠通医案》最全的版本。全书分四卷：卷一为温病、伤寒，计10个病证、143则医案；卷二、卷三为杂病，计35个病证、235个医案；卷四为妇人、小儿疾病，计12个病证、79个医案。

笔者通过比较发现，不同版本、不同出版社的《吴鞠通医案》内容顺序差别较大，有的开头为“暑温”，有的是“中风”，均不如王绪鳌教授点校本的次序合理。本书卷一的排列顺序为风温、温疫、温毒、冬温、暑温、伏暑、湿温、中燥、疟、伤寒，一方面将外感热病均汇总在一卷之中，不似其他版本将伤寒、疟、伏暑等列入其他杂病、儿科之类，分类较乱；另一方面，将外感病按好发的季节顺序进行了排列，井然有条。

综合考虑到医案的完整性、条理性，笔者以人民卫生出版社 1985 年出版、由王绪鳌教授点校的《吴鞠通医案》作为蓝本，选取卷一的外感病部分进行论述。

本书体例为：首列《吴鞠通医案》原案；次列“解析”来评析医案诊断、治法、用药之得失，或引其他医家经验以补充，或以笔者验案为佐证；最后归纳出“四维病机”。

本书纯粹从学术商榷角度出发，不敢厚诽前哲，更不赞同叶霖、陆九芝等涉及人身攻击之辞。且笔者涉足医林时日尚短，才识和临床经验俱有不足，一家之言，聊为引玉之砖。希贤达不吝指正。

2021 年 8 月 5 日杨利写于鹏城龙岗

目录

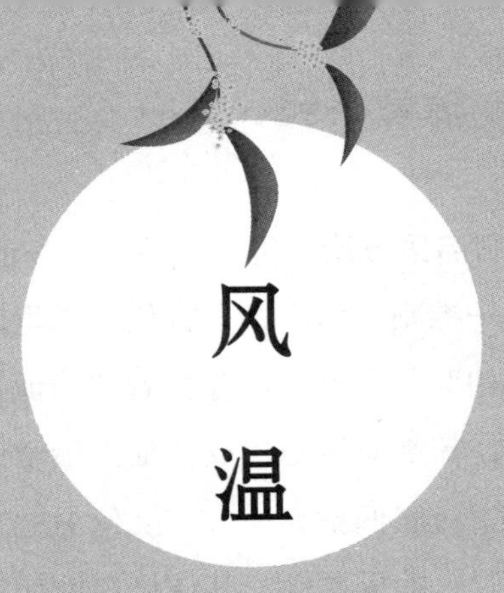

风温

甲子年三月初六日，王，廿六岁。风温脉浮数，邪在上焦。胸痞微痛，秽浊上干清阳。医者误认为痰饮阴邪之干清阳，而用薤白汤。余者又误认为伤寒少阳经之胁痛，而以小柴胡汤治之。逆理已甚，无怪乎谵语烦躁，而胸痞仍不解也。议辛凉治温以退热，芳香逐秽以止痛。

连翘（三钱），知母（钱半），藿香梗（二钱），银花（三钱），苦桔梗（二钱），牛蒡子（二钱），人中黄（一钱），薄荷（八分），石膏（五钱），广郁金（钱半）。

牛黄清心丸一丸，日三服。

【解析】本案初起表现为脉浮数、胸痞微痛，他医认为“胸痞而痛”属胸痹，用《金匮》瓜蒌薤白半夏汤之类；也有医者依《伤寒论》六经辨证理论，认为胸痛属少阳，主以小柴胡汤。这样的辨证思路，似乎符合张仲景“但见一证便是，不必悉具”之训，以及后世注家提倡的“有是证、用是方”观点，日本汉方医家吉益东洞甚至将其提高到了“方证主义”的高度。对此国医大师王玉川教授认为有失偏颇。他说：“最早由《素问》提出的在因人因地因时制宜基础上的“同病异治”的思想，乃辨证论治学说的先河。这是大家公认的。然而很少有人注意到，在辨证论治学说发展过程中，这种原始的、朴素的临床辨证思想逐渐被“是就是，不是就不是”的形而上学的思维方式所替代。因而在明清以来的“名医方论”里，无不以“方证相对”作为阐述方义、解释成方疗效机理的唯一准则。殊不知，古代方书里的记载与现代研究的结果都表明，除了“方证相对”之外，还存在着“同证异方、同方异证”的现象，虽然它们相反相成，却都应该是构成辨证论治学说体系不可偏废的组成部分。我们没有任何理由对它们抬高一方、贬低另一方。以往的历史已经证明，片面强调“方证相对”的重要性，其结果只能使它走向反面，成为发展中国医药学的桎梏。

为什么会出现这样的现象？主要是源于对仲景辨证体系的误读。我们看《伤寒论》的每一篇标题都写着“辨某某病脉证并治”，开宗明义是“病脉证治”的体系，而非仅仅方证相对而已。这是我们学习、理解张仲景学说必须遵循的大原则。根据这个原则，我们辨证时需要遵循一定的步骤和内容，首先要明确是什么病，在哪一经或哪几经，在营卫气血哪个层次。结合四诊，来辨别是什么邪气为患。确定其阴阳表里寒热虚实之病性，然后才能根据辨证结论，按标本缓急、主次轻重，确立治疗方案，最终选取合适的处方并灵活加减。在这个辨证论治的过程中，需要进行充分的对比、分析、鉴别，才能得出比较可靠的结论。如果“但见一证”就对应上某个方剂，这样粗率的辨证方法，既不全面，也不深入。

陈存仁所辑《皇汉医学丛书》中有《医诫十则》，指出：“医有上工，有下工。对病欲愈，执方欲加者，谓之下工；临证察机，使药要和者，谓之上工。夫察机要和者，似迂而反捷。此贤者之所得，愚者之所失也。”不啻当头棒喝。不仅学《伤寒》者存在这个问题，学《温病》者，如果也是“不念思求经旨”，动辄银翘、桑菊，囫囵吞枣，同样也会误事，与对病（症）执方和临证察机相比较而言，在境界上是不可同日而语的，值得我们深思！

“小柴胡汤为少阳病主方”这一命题，如果仅就风寒邪气而言可以成立，但若放之于所有外感热病，则欠全面。盖少阳病有风寒，有风热，有湿热，有热毒等不同，若不加辨别，唯执一小柴胡汤以应之，鲜不偾事。本案感受风热之邪，虽有胸痛，当以辛凉清解为主，而小柴胡汤毕竟辛温为主，以温治温，误矣！因此，除了辨别六经、卫气营血之外，对病邪的性质也要鉴别清楚，面对不同邪气，治则与治法迥异，不能有寒温门户之见，当“寒温合一”，随机应变。

笔者有感于临床中的辨证思维在广度和深度上的不足以及无休止的寒温之争等，提出了“四维一极辨证体系”，融合《伤寒论》六经体系、温病学卫气营血辨证、病邪（六淫等）和病性（八纲）这四大体系，称之为“四维”，结合方证辨证，称为“一极”。遵循这一辨证程序，有助于提高辨证的精准度，减少误诊。

具体在临床上，如何鉴别是感受了风寒还是温热之邪呢？尤其对于初入临床者，困惑还是很多的，笔者曾读《重订广温热论》，书中有《论温热五种辨法》一文，详尽而且实用，节录如下。

一、辨气风寒之气，从外收敛入内，病无蒸气触人，间有作蒸气者，必待数日后，转入阳明腑症之时。温热及湿温症，其气从中蒸达于外，病即有蒸气触人，轻则盈于床帐，重则蒸然一室。

二、辨色风寒主收敛，敛则结，面色多绷结光而洁，温热主蒸散，散则缓，面色多松缓而垢晦。

三、辨舌风寒在表，舌多无苔，即有白苔，亦薄而滑；渐传入里，方由白而黄，转燥而黑。温热一见头痛发热，舌上便有白苔，且浓而不滑，或色兼淡黄，或粗如积粉，或兼二三色，或白苔即燥。

四、辨神风寒之中人，令人心知所苦而神自清，如头痛寒热之类，皆自知之；至传里入胃，如或有神昏、谵语之时。缘风寒为病，其气不昏而神清。温热初起，便令人神情异常而不知所苦，大概烦躁者居多，甚或如痴如醉，搅乱惊悸。及问其何所苦，则不自知。即问有神清而能自知者，亦多梦寐不安，闭目若有所见，此即谵语之根也。或亦以始初不急从凉散，迁延时日，故使然耳。

五、辨脉温热之脉，传变后与风寒颇同，初起时与风寒迥别；风寒从皮毛而入，一二日脉多浮，或兼紧、兼缓、兼洪，无不浮者，传里始不见浮脉，然其至数，亦清楚而不模糊。温热从中道而出，一二日脉多沉，迨自里出表，脉始不沉而数，或兼弦，或兼大，然总不浮，其至数则模糊而不清楚。

初七日，风温误汗，昨用芳香逐秽，虽见小效，究未能解。今日脉沉数，乃上行极而下也，渴甚。议气血两燔之玉女煎法，合银翘散加黄连。夜间如有谵语，仍服牛黄丸。

生石膏（八钱），连翘（四钱），知母（四钱），生甘草（二钱），丹皮（五钱）[1]，真山连（钱半），银花（六钱），细生地（六钱），连心麦冬（六钱）。

煮取三碗，分三次服。

初八日，火势已解，余焰尚存，今日脉浮，邪气还表。

连翘（二钱），麦冬（五钱），银花（六钱），白芍（钱半），丹皮（二钱），炒知母（一钱），黄芩炭（八分，分或作钱），细生地（三钱），生甘草（一钱）。

今晚一帖，明朝一帖。

初九日，脉沉数有力，邪气入里，舌老黄微黑，可下之。然非正阳明实证大满、大痞可比，用增液汤可矣。

元参（两半），麦冬（一两），细生地（一两）。

煮成三碗，分三次服完。如大便不快，再作服，快利停服。

初十日，昨服增液，黑粪已下。舌中黑边黄，口渴，面赤，脉浮，下行极而上也。自觉饥甚，阳明热也。仍用玉女煎加知母，善攻病者，随其所在而逐之。

生石膏（八钱），细生地（五钱），生甘草（三钱），生知母（六钱），麦冬（六钱），白粳米（一撮）。

断不可食粥，食粥则患不可言。

十一日，邪少虚多，用复脉法，二甲复脉汤。

注：[1] 五钱：原本缺，据金本补。

【解析】温病的治疗是以撤热为先，还是救阴第一，各家意见不一。倡“救阴第一”者较多，著名的如叶天士“存得一分津液，便有一分生机”；吴鞠通《温病条辨》谓“本论始终以救阴精为主”；雷少逸也说“凡一切温病，总宜刻刻顾其津液”。从战略上（治则）来说，救阴为主，是有重要指导意义的。但在战术上（治法），如果拘泥于救阴第一，方方不离生地黄、麦冬、石斛等，不结合实际病情来应用，失去了辨证思维，就会导致将救阴“教条化”的后果。

鉴于此，有些医家提出了不同的意见，倡导撤热祛邪为第一要务，如清代蒋问斋论曰：“大法有三：攻邪为上策，扶正祛邪为中策，养阴固守为下策……正气无亏，直攻其邪，邪退而正自复也；若正气有亏，不任攻邪，权宜辅正，且战且守，胜负未可知也；若正气大亏，不能敌邪，唯有养阴一法，悉力固守，冀其邪分自解，不已危乎……不知者，反以攻邪为太峻，乐用平稳之方，致使邪氛日进，正气日亏，正不胜邪，则轻者重，重者危，卒至不起；乃引为天数，岂不谬哉？”

清代陆九芝目睹后人学习叶吴学派之下驷者习用轻清、因循延误之弊，谓“置承气三方于不问，始则以豆豉豆卷之不足以发表者，耽搁三日。继以生地、石斛、麦冬、元参之滋腻留邪者，又三日。而后犀角、珠黄、至宝、紫雪之类，将未入心包之邪，一举而送入心包，迨心包洞开，燥屎仍在，阴之将竭，事不可为，终之以一服去五味之生脉散，或一服去姜桂之复脉汤。”

二者孰是孰非？柳宝诒在《温热逢源》中做了公允的分析：“诒按：蒋氏此论，以攻邪为主，盖以邪退则正自复，去邪所以救阴也。吴鞠通《温病条辨》则专以养阴为主。阴气既充，则在表者，液足自能致汗；在里者，增水乃可行舟。阴旺则热自解：养阴即以泄热也。愚谓此两法，亦当随人而施。如偏于阴虚者，则养阴以泄热，吴氏之论为宜。偏于邪重者，则泄热以存阴，蒋氏之法为合。二者虽似相反，而实则相成也。”

揆之本案，吴氏处处以养阴为念，本为前医误用辛温伤阴助热而治。初诊由于叙症不多，对于热盛与阴伤的主次轻重，难以判断，但结合后面出现了“脉沉数有力，邪气入里，舌老黄微黑，可下之”的阳明腑实伤阴之证，可推知之前数诊撤热之力是有所不足的。

吴氏用银翘散和白虎汤二方化裁，以藿香、郁金解其胸痛，愚意不如用清心凉膈散合小陷胸汤、配合牛黄清心丸，其撤热祛邪之力更强，顿挫其势，再进滋阴，可能不致发展到阴伤重症而用二甲复脉汤的地步。《近现代名中医时病医案》有广西甘氏治太阳温病误汗一案，即用凉膈散合安宫牛黄丸，取效更捷，可资佐证。鞠通习用白虎汤、罕用凉膈散，前方仅为清法，后方清、下兼施，吾辈当择善而从。愚者一虑，尚祈高明指正。

【四维病机】太阳阳明厥阴卫气营分，太阳卫分风热表邪未解、阳明气分热盛伤津、厥阴营分痰热上扰心包。

三月初二日，姚，年三十岁。风温误认伤寒发表，致令神昏谵语，阳有汗，阴无汗，大便稀水不爽，现在脉浮，下行极而上也。先渴今不渴者，邪归血分也。

连翘（二钱），银花（三钱），元参（三钱），竹叶心（一钱），丹皮（二钱），犀角（二钱），桑叶（一钱），甘草（一钱），麦冬（三钱）。

牛黄清心丸，三次服六丸。

初三日，昨用清膻中法，今日神识稍清，但小便短，脉无阴，大便稀水。议甘苦合化阴气，其牛黄丸仍服。

大生地（五钱），真川连（一钱），生牡蛎粉（一两），黄芩（二钱），丹皮（五钱），犀角（三钱），麦冬（五钱），人中黄（六钱）。

水八碗，煮取三碗，分三次服。明早再一帖。

初四日，即于前方内去犀角，加生鳖甲一两，白芍一两。

初五日，大热已减，余焰尚存，小便仍不快，用甘苦合化阴气法。

细生地（八钱），炒黄柏（二钱），丹皮（四钱），炒知母（二钱），连心麦冬（六钱），生甘草（二钱），生白芍（四钱），生牡蛎（五钱），生鳖

甲（八钱），黄芩（二钱）。

今晚一帖，明早二帖。

初七日，温病已解，邪少虚多，用复脉法。

真大生地（六钱），炒白芍（六钱），知母（二钱），黄柏（二钱），连心麦冬（六钱），炙甘草（二钱），麻仁（三钱），生牡蛎（六钱），生阿胶冲（三钱）。

三帖，三日。

十一日，热淫所遏，其阴必伤，议于前方内去黄柏、知母，防其苦以化燥。加鳖甲、沙参，以杜病后起燥之路。即于前方内去知母、黄柏，加生鳖甲六钱，沙参三钱。

【解析】本案与上案相似，前医既没有辨清病名，更没有辨清病邪，犯了同样的“以温治温”之误。风温为阳邪，本易伤津，又加温燥之药发汗，阴液更伤，邪热乘虚而陷，由气分陷入营分，出现神呆谵语。正如《伤寒论》第6条所云：“太阳病，发热而渴，不恶寒者，为温病。若发汗已，身灼热者，名风温……语言难出。”

如何鉴别气分证和营分证，本案做了很好的示例：气分为阳、营分属阴，温热在气分多表现为大汗，营分则汗少或无汗，故吴氏曰“阳有汗，阴无汗”；气分多口干渴喜饮，营分反口不渴或口渴而不欲饮。案中所用处方为清营汤加减，说明病在营分。吴氏言“邪归血分”，当是与气分相对，包括了营分而言。

“大便稀水”亦须鉴别。多数情况下，自利稀水，多属寒证、湿证。但本案一直以清热、养阴治之，说明属热证、燥证。二者如何区别？一般稀水气味不重、肛门不灼热者属寒；如虽是稀水，但臭秽较重，伴肛门灼热、解之不爽，或后重甚，多属热。

《伤寒论》第59条云：“大下之后，复发汗，小便不利者，亡津液故也。勿治之，得小便利，必自愈。”医者一见小便不利，常规的思维是“对病欲愈”的对症疗法——利小便，却没有认真观察是小便不畅但量不少，还是小便量很少，更没有进一步辨证分析什么原因导致的小便不利。张仲景已经告诫我们需要审察原因和疾病发展的来龙去脉，吴鞠通也提出了小便短是“无阴”，不能再用渗利之品伤阴，而应当甘寒以生津液，苦寒清热以坚阴。

【四维病机】阳明少阴气营分，风温误汗、热入气营、阴液大亏。

甲子年四月十三日，汤。风温自汗。

连翘（三钱），银花（二钱），甘草（一钱），苦桔梗（二钱），杏仁（二钱），牛蒡子（三钱），薄荷（八分），豆豉（二钱），芦根（三把）。

今晚二帖，明早一帖，午前服完。

十四日，即于前方内加连心麦冬三钱，细生地三钱。

【解析】本案极简，仅“风温自汗”四字，处以辛凉平剂银翘散，第二诊则方中加生地黄、麦冬，亦是守《温病条辨》中银翘散的加减法“二三日病犹在肺，热渐入里，加细生地、麦冬保津液”。读后不禁生疑：如果风温初起用银翘散是正确的治疗，温热之邪应当是随“汗出而散”，为什么还会“热渐入里”？是初起即有里证而未能详察，还是银翘散清热之力不足？

叶天士云“温邪上受，首先犯肺”“在卫汗之可也”；吴鞠通承叶氏之学，更加绝对地说“凡病温者者，始于上焦，在手太阴”。由于叶、吴的影响太大，他们这些观点对于正确认识外感热病的发生发展规律，有一定的误导作用。叶霖、王孟英等人在《温病条辨》的评注中予以指正，规正了鞠通之失，符合临床实际，可从。

时逸人先生在《中医伤寒与温病》中指出：“温病初起，桑菊银翘力量太轻，白虎力量太重，太过不及，都不适宜。《伤寒论》中麻杏石甘汤、葛根芩连汤，都可借用，吴氏计不及此，未免所见不广。”

还有一个重要的问题，银翘散证是太阳病，还是太阴病？吴鞠通在《温病条辨》中坚持认为：风寒之病始于足太阳，而温热之病始于手太阴，在上焦篇的第 4 条云：“太阴风温、温热、温疫、冬温，初起恶风寒者，桂枝汤主之；但热不恶寒而渴者，辛凉平剂银翘散主之。”

在论述太阴温病用桂枝汤时，却又引用桂枝汤证属太阳病的经文：“按仲景《伤寒论》原文，太阳病……但恶热不恶寒而渴者，名曰温病，桂枝汤主之。”（查《伤寒论》原文并无此说，鞠通显系杜撰）桂枝汤主治本为太阳病中风而非温病。另外，吴氏既认为桂枝汤证系太阳病，又说主治太阴温热，前后矛盾。将六经名实搞得淆乱不堪，不得不辨。

仲景六经与吴氏所言六经，名词相同但涵义不同，下文详论之。

【四维病机】太阳卫分，风热犯表。

王，风温发疹，初起肢厥，脉不甚数，势非浅鲜。

连翘（五钱），薄荷（三钱），甘草（二钱），牛蒡子（五钱），桑叶（三钱），荆芥穗（三钱），藿梗（四钱），郁金（三钱），桔梗（五钱），元参（五钱）。

共为细末，六钱一包，一时许服一包，明日再作服。芦根汤煎。

【解析】风温发疹，究属何疹？瘾疹？风痧？麻疹？语焉不详。瘾疹和风痧多是轻症，麻疹多有重症。本案患儿10岁，符合麻疹的好发年龄；且案中有“肢厥、势非浅鲜”等病重之描述，可推知此“风温发疹”以麻疹可能性大，因为一般的荨麻疹多此起彼伏、自行消退，且一般不会发展到肢厥和病深重的程度。

对于麻疹治疗，前人强调“麻不厌透”“麻喜清凉”“麻为阳毒，以透为顺，以清为要”。初起治疗多选用宣毒发表汤（升麻、葛根、前胡、桔梗、枳壳、荆芥、防风、薄荷、甘草、木通、连翘、牛蒡子、杏仁、竹叶），重在宣透，麻疹初起，欲出未出者，用之最宜。

然本案吴氏用银翘散加减治疗麻疹，虽也有宣透风热之功，但与宣毒发表汤相比，透疹之力较弱，对于轻型的顺证尚不致误。但本案已言“初起肢厥”，说明邪气闭郁较甚，用银翘散恐透发不足，邪毒不能畅泄于外，有内攻之虞。

据考证，宣毒发表汤始见于明代聂久可之《活幼心法大全》，徐谦《痘疹仁端录》亦载此方，刊布流行于明朝，清代的吴鞠通当知晓此方，为何不用此方治疗麻疹？笔者以为可能和吴氏治疗温病避用葛根、升麻、防风等辛温之药的观念有关。《温病条辨》上焦篇第16条中说："太阴温病，不可发汗，发汗而汗不出者，必发斑疹；汗出过多者，必神昏谵语。发斑者，化斑汤主之；发疹者，银翘散去豆豉，加细生地、丹皮、大青叶、倍玄参主之。禁升麻、柴胡、当归、防风、羌活、白芷、葛根、三春柳。"《温病条辨》卷六有《疹论》一文，亦云："一以辛凉为主，如俗所用防风、广皮、升麻、柴胡之类，皆在所禁。俗见疹必表，外道也。大约先用辛凉清解，后用甘凉收功。"

一方面，吴鞠通深受叶天士影响，叶氏有"柴胡劫肝阴、葛根竭胃汁"之论，需要辨证地看。对于阴虚之体或热病伤阴，应慎用柴胡和葛根，或在滋阴基础上使用，可以避免伤阴之弊，但对于无明显阴伤且表证明显的情况，柴胡、葛根并不忌用。鞠通于叶氏亦步亦趋，不敢越雷池一步，使良药蒙尘，亦可叹也。

吴氏治疹禁升麻、柴胡、羌活、防风、葛根等，笔者认为更主要的原因是其未能区分出疹疾病的不同。临床上出疹性的传染病，有麻疹、风疹、幼儿急疹、水痘、猩红热、斑疹伤寒等，不同疾病其发展演变过程不同，治疗原则和大法亦有差别。

如猩红热，中医称之为"烂喉丹痧"，治疗以清热解毒凉血为要，稍佐宣透，宣透方面一般也慎用辛温升提发汗之品，如升麻、柴胡、羌活、防风、葛根等，更不需浮萍、三春柳之类透疹。对于此等疹，当遵吴氏之论。然亦不能完全拘泥，如《全国名医验案类编》所载丁甘仁用麻杏石甘汤治疗"喉痧"的案例，即证明不能完全舍辛温药不用，更不能畏之如虎。

然对于麻疹、风疹之类，则重在发表透邪外出，凉血解毒不宜早用、过用，以免邪毒冰伏而内陷。正如《医宗金鉴·痘疹心法要诀》所云："凡麻疹出贵透彻，宜先用发表，使毒尽达于肌表。若过用寒凉，冰伏毒热，则必不能出透。多致毒气内攻，喘闷而毙。至若已出透者，又当用清利之品，使内无余热……"

吴氏对于发疹者，不加鉴别是何种疹、何种病，宣毒发表等法一概不用，专主银翘散加减，一味禁用升麻、柴胡、当归、防风、羌活、白芷、葛根、三春柳等，是以偏概全，不利于发疹性温病的辨证治疗。

【四维病机】太阳卫营分，风热犯表，营卫不和（卫郁营热）。

李，六十岁。三焦浊气不宣，自觉格拒，用通利三焦法，仍以上焦为主。

藿梗（三钱），广皮炭（二钱），郁金（二钱），桔梗（三钱），黄芩炭（钱半），杏仁（三钱），连翘连心（钱半）。

服三帖病痊[1]。

注：[1]病痊：原本缺，拒金本补。

【解析】此案病机为少阳气分湿郁，三焦气机不畅。《温病条辨》以三焦名篇，其内涵实为脏腑：上焦以心肺之病为主，中焦为脾胃大小肠，下焦为肝肾，但三焦为一整体，截然划分已属勉强，况吴氏又言“凡病温者，始于上焦，在手太阴”，更是片面之论，对新感与伏气、温热与湿热未能分辨，混称温病皆始于上焦手太阴，误矣！叶霖、王孟英辨之已详，兹不赘述。

鞠通此论虽有不当之处，但重视上焦论治，对我们临床仍有启发意义。本案叙症太简，仅“自觉格拒”，即恶心呕吐之类，一般多责之于中焦脾胃升降失常，胃气上逆。既言“三焦浊气失宣”，当有上焦湿浊蒙遏之胸膺痞闷、中焦浊气上逆之恶心呕吐、下焦腑浊不通之二便不畅。而吴氏另辟蹊径，以上焦为主，通过开上焦以达到“通利三焦”之效。盖肺乃相傅之官，主一身之气，对周身气机的升降出入都有调节作用。下焦不通、中焦气逆，虽可直接治疗中下二焦，但如果上焦气机郁滞，徒治中下亦不能使三焦调畅，而重视宣展上焦气化，则有“提壶揭盖”之妙。仲景论小柴胡汤云“上焦得通，津液得下，胃气因和”，而鞠通此案宣上焦则达到中焦降、下焦通的功效，可谓是对仲景学说的灵活应用。

此方可视为仲景小柴胡汤的对待之法：藿香、郁金芳香开郁，取代柴胡之升散；陈皮代半夏；杏仁、桔梗之升降流动气机，代人参、大枣、炙甘草之补气；连翘之凉代生姜之温。和解风寒之方变为宣气化湿之剂，故对于湿浊郁阻三焦而以上焦为主者，较小柴胡汤更为适宜，这显示出温病学家擅长化裁应用经方的巧思。

方中陈皮、黄芩俱炒炭用，推测病者当有咳嗽、痰中带血之症，这也是吴氏着眼于上焦论治的依据。另外，因痰中有血，故不用半夏之温燥、生姜之温散，恐加重出血，这也体现了吴氏临证遣药的缜密功夫。

【四维病机】少阳气分湿郁。

二月十八日，钱，风温。咳嗽黏痰，脉弦数，曾吐血丝、血沫，此风温而误以治风寒之辛温法治之也。当用辛凉甘润。

桑皮[1]（二钱），生甘草（一钱），白扁豆皮（三钱），沙参（三钱），杏仁（二钱），桔梗（二钱），茶菊花（二钱），麦冬连心（二钱），鲜梨皮（五钱），连翘（二钱）。

注：[1] 桑皮：金本作“桑叶”。

【解析】本案病位在太阳、阳明、卫分、气分，病机为风热化燥伤津灼液，而将风温误诊为风寒，用辛温之法，化燥伤液，故以桑菊饮、桑杏汤、沙参麦冬汤合方化裁，与前数案立意仿佛，可互参。

【四维病机】太阳阳明卫气分，风热化燥，伤津灼络。

乙酉年十一月初四日，赵，二十六岁。六脉浮弦而数，弦则为风，浮为在表，数则为热，证现喉痛。卯酉终气，本有温病之明文。虽头痛身痛恶寒甚，不得误用辛温，宜辛凉芳香清上。盖上焦主表，表即上焦也。

桔梗（五钱），豆豉（三钱），银花（三钱），人中黄（二钱），牛蒡子（四钱），连翘（三钱），荆芥穗（五钱），郁金（二钱），芦根（三钱）[1]，薄荷（五钱）。

煮三饭碗，先服一碗，即饮白开水，热啜一碗，覆被令微汗佳。得汗后，第二、三碗不必饮热水。服一帖而表解，又服一帖而身热尽退。

初七日，身热虽退，喉痛未止，与代赈普济散。日三四服，三日后痊愈。

注：[1] 三钱：金本作“五钱”。

【解析】症状为“头痛身痛，恶寒，脉浮”，似乎太阳表证备，浅尝者往往不辨何气，率用麻黄汤、桂枝汤之类辛温解表，服之生变而不能自省，皆为未能辨清何种邪气所感之故。把太阳病等同于风寒表证，不知太阳病还有风热、风湿、暑热、暑湿、燥邪等，岂能不辨寒温燥湿，混同施治？

本案虽头身痛而恶寒甚，表气郁闭较重，但更有喉痛、脉弦数等风热之象，故吴氏再三告诫“不得误用辛温”！盖当时不少医家未能变通《伤寒》，执《伤寒》之方以治温热之邪，变证蜂起，鞠通能力纠时弊，实有功于仲景！

银翘散一方，吴氏归于手太阴，为上焦风温之代表方。然观其症，“头痛身痛、恶寒甚、脉浮”，以六经辨证体系来看当属太阳病。将银翘散与麻黄汤的结构对比可发现：荆芥、豆豉、薄荷发汗解表，相当于麻黄，只不过一辛温一辛凉；竹叶、银花、连翘、芦根之轻清疏散，相当于佐麻黄温通之桂枝；牛蒡子、桔梗开肺气，与杏仁相似。因此银翘散与麻黄汤似可看成一寒一温的“镜像方”，故愚意以为此方当属太阳病之方。

李时珍论麻黄汤“是证虽属乎太阳，而肺实受邪气”，可知太阳病即包含肺系病证在内。《温病条辨》将六经各分手、足成十二经，虽同用了六经之名，却与仲景六经迥然不同，实质上变成了脏腑辨证体系，二者不可混为一谈。而吴氏仍句句不离六经名词，且自言“羽翼伤寒”，给后人带来困扰，至今仍有不少医家认为六经实是十二经，或言“十二经表证”，究其源，实为吴氏之误导。

鞠通所言“上焦主表，表即上焦也”亦不能成立。一方面，上焦不仅有表证，同样也有里证，如上焦“逆传心包”者，即是里证无疑，所以说“上焦主表”太过绝对。另一方面，“表即上焦”更是将表证和上焦划等号，不知阳明、太阳、少阳、少阴等皆有表证。按吴氏划分三焦，阳明属中焦，少阴居下焦，则三焦皆可有表证，怎可言“表即上焦”？因吴氏此论过于绝对化，令后人思维固化，故不可不辩。

【四维病机】三阳合病卫气分，风热郁表、热毒内蕴。

戊子二月十八日，某男。风温误汗，邪归心包血分，谵语神昏，右脉空大，舌苔干燥不渴，津液消亡。与一面开心包之邪，一面育阴清热。

生石膏（一两），细生地（六两），丹皮（四钱），炒知母（三钱），炙甘草（四钱），麦冬连心（六钱），京米（一撮）。

煮三杯，分三次服。外紫雪丹四钱与汤药分服，每次二钱。

十九日，温病邪入心包，谵语癫狂。昨与紫雪丹四钱，玉女煎加丹皮一帖，今日脉反洪大有力，紫斑夹疹，续出若汗。议化斑汤两清气血之伏热，其紫雪丹再服三钱，以谵语尽除为度。

生石膏（二两），知母（四钱），黄芩（三钱），炙甘草（三钱），犀角（二钱），丹皮（五钱），京米（一撮）。

煮三杯，与紫雪丹，分三次间服。

二十日，斑疹已出，脉之洪大，谵语已减，与护阴法。

细生地（六钱），丹皮（五钱），麦冬连心（五钱），焦白芍（三钱），连翘（三钱），银花（三钱），甘草（一钱半）。

煮三杯，分三次服。

廿一日，热退神清，余邪有限，大便溏。与一甲复脉汤二帖，紫雪丹五分。

大生地（五钱），甘草（三钱），丹皮（三钱），生白芍（三钱），阿胶冲（三钱），麻仁（二钱），生牡蛎（五钱），麦冬（三钱）。

廿八日，温疹未十分清，即不服药，七八日后饮食进早，复受秽浊之气，右脉洪大有力，舌苔白厚，先清秽浊。以舌苔白，未可下。

牛蒡子炒，研（三钱），连翘连心（三钱），银花（三钱），炒黄芩（二钱），芥穗（二钱），苦梗（三钱），香豆豉（三钱），甘草（二钱）。

煮三杯，分三次服。

【解析】风温初起，与风寒相似，辨之不易，鉴别之法已述于前。苟非审证精详，极易误治，故临证之际，心中总宜存“鉴别”之想，刻刻不忘，慎之又慎，庶少误诊。

本案误汗伤津夺液，又助风火之焰，故邪热内陷厥阴营分、血分，出现昏谵，不渴者是在营血分矣！其右脉空大，为阴液大亏、虚阳不潜，故首诊用大量细生地（六两）急急救阴，类似于仲景用大剂姜附急救回阳，一阴一阳，异曲同工。同时用白虎汤撤热，紫雪丹清心开窍。用药果断有力，故能力挽狂澜。

其后诸诊使用了清热、救阴、透邪三法，三法之间进退灵活，显示吴氏深厚的临床功夫。末诊患者因过早停药，“灰中有火”，且兼食复，导致病情复燃。舌苔白厚，有“秽浊之气”，当是食积，愚意可在银翘散中加入消导、芳化之品，更为周到。

【四维病机】阳明厥阴气血分，气血两燔、闭窍伤阴。

己丑二月十三日，兆，廿八岁。风温误汗，以致谵语兼哕。诸病怕哕，症见危急。现在右脉洪大而数，目白睛亦缕缠绕，肺热旺矣！肺主降气，肺受病则气不得降，是以哕耳。勉与玉女煎加柿蒂、云苓，急降肺气以止哕。其谵语可与紫雪丹。

生石膏（四两），知母（四钱），炙甘草（三钱），次生地（五钱），麦冬连心（五钱），云苓块（五钱），柿蒂（三钱），京米（一撮）。

水五碗，煮成两碗，渣再以水六碗，煮两碗。分四次服，日三夜一。外紫雪丹三钱备，夜间谵语则多服，轻则少服。

初三日，风温误汗致哕，与玉女煎加茯神、柿蒂。现在哕止而热未退，右脉洪大微芤，项下有疹，于原方重加育阴合化斑汤，以清续出之邪。

生石膏先煎代水（四两），知母（五钱），犀角（三钱），次生地（六钱），丹皮（四钱），麦冬连心（五钱），生白芍（三钱），沙参（四钱），京

米（一撮），炙甘草（五钱）。

煮四杯，分四次服。

初五日，温热大便已见，里气已通，热退七八，脉亦渐小，但微有谵语，耳聋，津液为表药所伤之故。与重填津液要紧。

次生地（六钱），知母（四钱），麦冬连心（六钱），生白芍（六钱），黄芩（二钱），炙草（三钱），生石膏（一两），犀角（三钱），丹皮（五钱）。

煮四杯，分四次服。

初六日，于前方内加生地二钱，石膏一两，再服一帖。

初七日，温热，宿粪渐下若许，口黏，津液前为燥药所伤，一时难以猝复，舍育阴法，皆外道也。现在脉未静，微有谵语，紫雪丹、石膏辈，尚不能尽去。

生石膏（一两），丹皮（三钱），犀角（二钱），次生地（八钱），麦冬连心（五钱），知母（三钱），生白芍（四钱），黄芩（二钱），京米（一撮），炙甘草（三钱）。

煮三杯，分三次服。

初八日，邪少虚多，自觉精神恍惚，加纯静以守神，与三甲复脉法。

直生地（六钱），生白芍（五钱），麦冬连心（四钱），生阿胶（一钱），炙甘草（三钱），生龟板（四钱），生牡蛎（六钱），生鳖甲（四钱），炒黄芩（四钱）。

煮三杯，分三次服。

初九日，照原方再服一帖。

初十，脉犹洪数，未能十分安静，舌起白苔，尺肤尚热，语言犹有颠倒，未可恣意饮啖，仍与三甲复脉汤。

直大生地（六钱），生龟板（六钱），麦冬连心（四钱），生白芍（四钱），生鳖甲（六钱），麻仁（三钱），生阿胶去渣后化入（二钱），炙甘草（四钱），生牡蛎（四钱）。

浓煎三杯，分三次服。

十一日，外热尽退，脉犹大，但不数耳！照前方再服一帖。

十二日，脉静身凉，一以复丧失之阴为主，数日不大便，与三甲复脉汤去牡蛎。

直大生地（八钱），生龟板（四钱），麦冬连心（四钱），生白芍（四钱），生鳖甲（五钱），麻仁（三钱），生阿胶（二钱），炙甘草（五钱）。

煮三杯，分三次服。

十三日，大便已见，于前方内加生牡蛎五钱。

十四日，右脉洪大，目白睛亦缕又起，余邪续出，饮食留神，加意调护。

直大生地（五钱），生鳖甲（五钱），云苓块（五钱），生牡蛎（五钱），生阿胶（二钱），炙甘草（三钱），麦冬连心（五钱），生白芍（三钱）。

煮成三杯，分三次服。

十九日，温病后，阴气大伤，与三甲复脉法。

直大生地（六钱），阿胶（三钱），麦冬连心（四钱），生龟板（六钱），牡蛎（五钱），生鳖甲（五钱），生白芍（四钱），麻仁（二钱），炙甘草（三钱）。

煮三杯，分三次服。

廿四日，温热愈后，阴气不坚，相火已动，右尺独大，与坚阴泻相火法。

直大生地（六钱），阿胶（三钱），知母炒（三钱），生白芍（四钱），牡蛎（五钱），黄柏盐水炒（三钱），连心麦冬（四钱），麻仁（二钱），炙甘草（三钱）。

煮三杯，分三次服。二帖。

廿八日，服前方二帖，右尺已小，遂停汤药，服专翕大生膏半料。

【解析】白虎汤证当属阳明病还是太阴病？《温病条辨》在上焦篇用以治手太阴温病，在中焦篇则言治阳明温病，自相矛盾。有学者曲为回护，谓白虎汤为清气分热代表方，不拘于太阴还是阳明，甚则厥阴病也可以用，是否如此？

个人愚见，这种观点在"六经病"诊断上，模糊了"症"和"病"的关系，混淆了"症状上的病位"和"病机上的病位"的概念，认为具有了某一经病的特征性表现，就可以诊断为某经病。比如见到手足厥冷就诊断为厥阴病，见到喘就诊断为手太阴病，见到心悸就诊断为少阴病，这种根据症状所属脏腑来确定病位的思维，是简单的、机械的，诊断出来的是"症状上的病位"，不能反映真正的病位，故愚称之为"假病位"；仲景六经体系诊断出来的病位，是"病机上的病位"，愚称之为"真病位"。

鞠通之所以认为白虎汤治疗手太阴温病，是根据见症"喘"。"喘"这一症状，在脏腑辨证体系中以肺为主，但《内经》理论中有"五脏六腑皆能令人咳"（也能令人喘），因此我们不能简单地将"喘"的病位归属于肺（手太阴肺经）。那么病位要归到哪里呢？个人认为，要归属到病机所涉及的主要病位。比如用桂枝加厚朴杏子汤治疗的喘而兼太阳桂枝证的，病位在太阳，而非太阴；喘而兼腹满腑实的，病位当属阳明，不能诊断在太阴；喘而息高欲脱者属少阴等。因此不能根据喘就定位在太阴。鞠通将白虎汤病位定在手太阴肺经，就是混淆了两种不同性质的“病位”，故不能正确将白虎汤定位在阳明，而是此处为阳明，彼处为太阴，无法自圆其说。曲为回护者，谓白虎汤治热厥，可治厥阴病，体现了“异病同治”，实际上也是把症状“厥”所在病位当成了“病机上的病位”，真假不分。

另外，此案在处理清热与滋阴的关系上，对清热较为谨慎，故数诊中清热力量均不足，致使病情反复，发展到“右尺独大”，加用了清热之知母、黄柏后方使“右尺渐小”，当然也有可能是患者起居失节引起，但滋补过早、过重，常使邪热复炽，亦不可不慎！

在用药方面，鞠通对脉象非常重视，必会辨脉用药，如右尺独大，说明下焦火旺，去龟板、鳖甲，加用知母、黄柏，加强清虚火之力；而便溏加牡蛎，便干则去之，说明鞠通用药入细、功夫老到。

【四维病机】阳明厥阴气血分，阳明热盛气逆、内陷厥阴心包。

庚寅四月廿七日，崇男，三个月。三月幼孩，温热自汗，口渴，午后壮热，瘛疭，脉数急，七日不解，且与辛凉轻剂。

苦桔梗（一钱），芥穗（八分），连翘（三钱），竹叶卷心（八分），炒黄芩（一钱），银花（二钱），炙甘草（六分），桑叶（一钱）。

煮一大茶杯，分三四次服。外牛黄清心丸一丸，每服一角，日二次，热退即止。

廿八日，幼孩热病，与辛凉轻剂，热少减而未解，改用辛凉重剂。但孩太小，白虎不中与也。与玉女煎，存阴退热最妙。

生石膏（六钱），知母（一钱），连心麦冬（二钱），次生地（二钱），银花（一钱），连翘（钱半），炙甘草（八分），粳米（一小撮）。

煮一大茶杯，分三四次服。

廿九日，幼孩热病七日，与玉女煎，热已渐减（注：原文为“成”），微有凉汗，用药以存阴退热为要，气分凉药当减。

次生地（三钱），犀角（八分），丹皮（一钱），连心麦冬（二钱），炙甘草（八分），粳米（一小撮）。

煮一茶杯半，频频缓服。

五月初二日，幼孩热病解后，与邪少虚多之复脉法。盖热之所遏，其阴必伤，况阴未充长乎。

干地黄，麦冬连心生，阿胶，生白芍，牡蛎，炙甘草。

【解析】此案卫、气、营、血四个层次与上、中、下三焦均有涉及，病情较重，治疗上亦采用《温病条辨》之成法，然以六经角度观之，尚有可商之处。

患儿初诊壮热、自汗、口渴、瘛疭，脉数急，但有无恶寒、脉浮之卫表见症案中未述。如有表证，初起用银翘散之法尚不为过，然观鞠通用药，银翘散中减去豆豉、薄荷，透表之力更弱，银、翘、黄芩清气热之力亦不足。

如无表证，则壮热、自汗、口渴为阳明气分热盛，瘛疭为厥阴热极动风，此案为阳明、厥阴和气分、营分同病，方药当以白虎汤合羚角钩藤汤化裁，可以俞根初之犀羚白虎汤为首选，再以紫雪丹止痉厥，方觉合拍。

再结合治疗过程，服银翘散加减方热退不明显，故二诊拟用白虎汤（又虑其年幼改用玉女煎），说明开始即当用白虎汤加减，而鞠通拘于“始上焦、终下焦”之程式，起手便用银翘散之套方，不切合病机。

用玉女煎气血两清后热减，反加用深一层次的凉血之犀角、丹皮，病情是减轻还是加重了？末诊为复脉法，是否确属真阴大伤？是否可用沙参麦冬汤之类回护胃津？这些问题，由于案中叙症太少，姑且存疑。

【四维病机】阳明厥阴气营分，阳明气分热盛阴伤、厥阴营分热极生风。

辛卯三月十五日，崇氏，三十岁。风温自汗，身热，法宜辛凉，最忌发表。

苦桔梗（三钱），连翘（五钱），芥穗（钱半），人中黄（二钱），元参（五钱），连心麦冬（三钱），生石膏（一两），黄芩（二钱），桑叶（三

钱），牛蒡子（三钱），芦根（三钱）。

煮三杯，分三次服。

十六日，微有鼻衄，于前方内加黑山栀二钱，丹皮三钱，再服一帖。

十七日，风温，疹不透，色反白，脉反带弦，症虽纯阳，而气体虚寒，有陷下之象，须少加反佐。

苦桔梗（六钱），人中黄（二钱），连翘（五钱），银花（六钱），藿香叶（二钱），芥穗（三钱），元参（五钱），牛蒡子（五钱），僵蚕（三钱），薄荷（钱半），山川柳（二钱），蝉蜕去头、足（三钱）。

共为粗末，分八包，一时许服一包，用石膏二两，芦根一两，汤煎。

十八日，心中懊侬闷塞，邪居膈上，于前方内去薄荷、山川柳，加广郁金三钱，香豆豉二钱，再服一帖。

十九日，风温八九日，热减而不解，神识不甚清爽，舌纯黄而不燥，六日不大便，与增水行舟之润下法。

元参（二两），连心麦冬（一两），细生地（一两）。

煮成四杯，分四次服，以下大便为度。如四次服完不大便，急再作服。

二十日，温病得大便后，左脉弦，右脉洪大，右寸更觉稍大，口渴思凉，下行极而上，邪气还表。此吴又可所谓下后脉反数者是也。经谓已得汗而脉尚躁盛，此阴脉之极也。宜兼上焦论治，与气血两燔之玉女煎法。

生石膏（二两），炒知母（三钱），连心麦冬（六钱），细生地（六钱），连翘（三钱），银花（三钱），炙甘草（三钱），京米（一撮）。

煮成三大杯，分三四次服。

廿一日，于前方内去石膏一两，加丹皮二钱，再服一帖。

廿二日，热未尽除，仍渴，再服一帖。

廿三日，大热已退，余焰尚存，仍然渴思凉饮。

生石膏（一两），知母炒（四钱），麦冬连心（六钱），细生地（六钱），熟五味子（一钱），炙甘草（三钱），天花粉（三钱），粳米（一撮）。

煮三杯，分三次服。

廿四日，病减者减其制。

生石膏（六钱），知母（二钱），生牡蛎（五钱），细生地（六钱），连心麦冬（六钱），炙甘草（三钱），粳米（一撮）。

煮三杯，分三次服。

廿五日，照原方再服一帖。

廿六、七日仍服原方。

廿八日，风温邪气已透，真阴未复。少寐心悸，饥不欲食，又数日不大便，与复脉法。

大生地（五钱），麦冬朱砂染（五钱），生白芍（四钱），生阿胶（三钱），元参（四钱），炙甘草（三钱），炙龟甲（五钱），鳖甲（四钱）。

煮三杯，分三次服。

廿九日，于前方内加火麻仁三钱，再服一帖。

三十日，照原服一帖。

四月初一，病家自去火麻仁，又服一帖，服四帖后，得黑粪弹若许，次日又出黑粪更多，周身出白痧，时时有汗，阴足收功。

【解析】此案从辛卯年三月十五日持续到四月初一，历经半月，凡十余诊，动态展示了疾病从太阳转阳明、终少阴的过程。读后不禁困惑：为何如此积极地治疗，邪气仍是一步一步内陷，治疗过程中是否有不足之处？

开始病邪在太阳卫分以及阳明气分之时，是否要积极地透表？三诊仍有“疹不透”的症状，所以开始时即应积极透疹，疹透则邪气出表，而不会迅速陷入阳明，或者与内伏的邪气相合。鞠通强调最忌发表，所以力避辛温透表之品，故第三诊疹仍不透，不得不加用透疹之品如三春柳、荆芥、僵蚕、蝉蜕等。

另外，是新感的邪气由卫入气入营一步步内传，还是本有伏邪在内？如果有伏邪，则初起要考虑是否需要表里双解。首诊用辛凉的银翘散，又加入清气分热的石膏和黄芩，已有表里同治之义。然即便如此，不久则转为阳明燥结，症见六七日不大便、屎纯黄、神志不甚清爽，此时当用攻下阳明腑实之承气类，然鞠通仍按其常规用增液汤，是否恰当？

愚以为，增液汤虽“以补药之体，作泻药之用”，然而毕竟不同于承气法。用承气的目的，不仅仅是作为泻药通便，更重要的是泄热。增液汤虽可通便，但泄热之力很弱，故用后大便虽通，但热邪并没有解除。鞠通认为“存阴退热”，仅看到了问题的一面，泄热即是救阴，则是问题的另一面，如果两方面能结合并权衡使用，就会更加精准。

经过多次的“方随证转”，疾病最终仍发展到邪陷少阴的态势，故随证用了复脉汤法。这种治疗方案和过程，清以后医案多有此类记述，如何突破？个人体会：辨治外感热病，除了叶、薛、吴、王四大家外，我们还应当开阔视野，兼取他家之长，不能自囿于一隅。仲景之六经体系和河间治疗热病表里双解的经验，自不待言，明清诸学派异彩纷呈，如温疫派之吴又可、杨栗山、余师愚、戴天章等，寒温融合之俞根初、何廉臣、吴坤安等，伤寒派之陆九芝、恽铁樵。后面这三个学派对于祛邪均非常重视，如吴又可擅用大黄、杨栗山倡用之“温病十三方”、余师愚之清瘟败毒饮、俞根初“六经”之法、陆九芝对阳明病的阐发，乃至晚清丁甘仁等治疗瘟毒的经验，皆当择善而从。如果能果断应用祛邪之法，而不是仅守"存阴退热"一法，祛邪与扶正处理得当，或可缩短或扭转疾病发展过程，不至于被疾病牵着鼻子走，疲于应对。

【四维病机】太阳阳明少阴卫气营分，太阳风热郁表→阳明少阴气营同病→少阴营阴大伤。

丙戌年正月初九日，赵[1]，四十二岁。脉浮，风温，咽痛，项强，颈微肿，舌伸不长，宜开提肺气为主。

桔梗（三钱），连翘（三钱），僵蚕（三钱），人中黄（二钱），银花（三钱），牛蒡子（二钱），荆芥（三钱），薄荷（二钱）。

注:［1］赵：此案原本缺，据金本补。

【解析】脉浮、项强，六经辨证属太阳病；咽痛、颈微肿，为少阳经风热毒邪所致。虽症状不详，但根据主要表现，病机可以判断为太阳少阳卫分气分风热毒邪。

银翘散是太阳卫分风热表证的首选方，鞠通此案亦以此方加减，是恰当的。颈肿、舌伸不长，为毒邪内蕴，需加解毒之品，如玄参、板蓝根、人中黄、白僵蚕、蒲公英等，故本方解毒及透表之力均嫌不足，后面"温毒门"有代赈普济散法，更为合适。此案风温兼毒，似当归入温毒门。

【四维病机】太阳少阳卫气分，风热毒邪蕴结。

甲申年正月十六日，张，六十七岁。本有肝郁，又受不正之时令浊气，故舌黑苔，口苦，胸痛，头痛，脉不甚数，不渴者年老体虚，不能及时传化邪气也。法宜辛凉芳香。

连翘（三钱），桔梗（三钱），豆豉（三钱），荆芥（二钱），薄荷（钱半），生甘草（一钱），郁金（二钱），元参（三钱），银花（三钱），藿梗（三钱）。

共为粗末，芦根汤煎。

十七日，老年肝郁夹温，昨用辛凉芳香，今日舌苔少化，身有微汗，右脉始大，邪气甫出，但六脉沉取极弱，下虚阴不足也，议辛凉药中加护阴法。

桔梗（三钱），麦冬（三钱），元参（五钱），甘草（钱半），豆豉（二钱），细生地（三钱），连翘（二钱），银花（三钱），芦根（三钱）。

今日一帖，明日一帖，每帖煮二杯。

十八日，老年阴亏，邪退十分之七，即与填阴，耳聋脉芤，可知其阴之所存无几，与复脉法。

炙草（三钱），白芍（六钱），阿胶（三钱），麦冬（八钱），麻仁（三钱），大生地（八钱）。

十九日，较昨日热退大半，但脉仍大，即于前方内加鳖甲六钱，以搜余邪。

二十日，脉静便溏，再于前方内加牡蛎八钱收阴，甘草三钱守中。

【解析】此案虽云“本有肝郁”，然从治疗过程看，主要是从“年老体虚”着眼，重用了护阴之法。故先用银翘散加减，辛凉疏散表邪，继以辛凉合甘寒，终以复脉法收功。祛邪与扶正兼顾，三焦之治法井井有条。若从六经角度来看，初起口苦、胸痛、头痛，加之素有肝郁，可否从少阳论治？

医者多喜“但见一证便是”之简便法，因口苦、胸痛，则径用小柴胡汤，却忘了中医的一个重要原则——四诊合参。患者阴虚之体感受外邪，虽有部分症状合乎小柴胡汤证的临床表现，但综合的病机则不仅限于此，况且阴虚之体，不任柴胡之发散，如果我们不详加辨证，误用发散，则有助火伤阴之弊。仲景在小柴胡汤条下，设有 7 种加减法作为示例，启发我们要根据具体所兼病机进行化裁，其中口渴者兼燥邪，去半夏加人参、天花粉。结合此案，我们可否以小柴胡汤去半夏、生姜，加清热育阴之品？或者用叶天士之变通小柴胡汤而加桑叶、丹皮之法？

以个人愚见，初诊祛外邪当辨为少阳风寒还是少阳风热？夹杂风湿或者燥邪？还要注意素体情况、治疗过程等，综合判断，方不致误，似可以师法柳宝诒经验，用黄芩汤加玄参、豆豉、柴胡、沙参之类。较之银翘散证，从少阳风热兼阴虚论治更为适合，因为银翘散更适用于太阳风热卫分表证。对于此类阴虚之体，不宜用小柴胡汤原方发散，发散太过则伤阴助火，但一味滋阴则有恋邪之弊，故应当既祛外邪，又顾阴液，权衡使用。

【四维病机】太阳少阴卫营分，少阴真阴亏虚、太阳风温外袭。

风温者，震方司令而化温也。温邪化热，先伤乎肺，继而变证甚繁，总之手三阴见症为多，治法宜辛凉，不宜辛温，宜甘润，不宜苦降。盖辛温烁肺，苦降伤胃。今观先生之治，则有辛凉解肌，甘寒退热，芳香利窍，甘苦化阴，时时轻扬，存阴退热诸法，种种有条，方全法备，则先生不亦神圣工巧之手乎。（舒配塘）[1]

注：[1] 风温者……（舒配塘）：此段按语原本缺，据金本补。

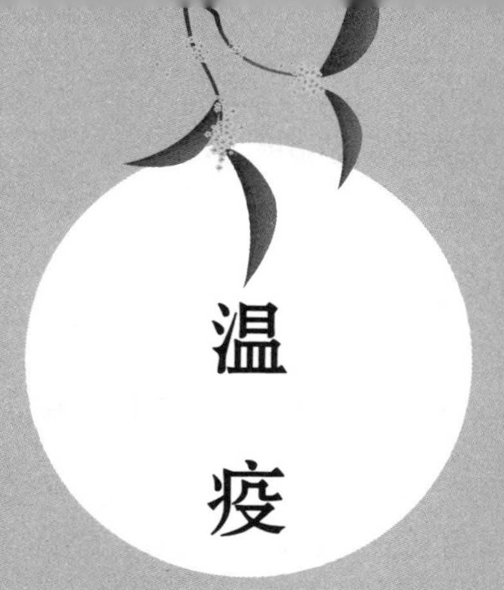

温疫

章妪，七十岁。温热发斑，咽痛。

生石膏（一两），人中黄（二钱），苦桔梗（六钱），知母（四钱），射干（三钱），芥穗（二钱），元参（五钱），银花（六钱），牛蒡子（五钱），黄芩（二钱），连翘（六钱），马勃（二钱），暹罗犀角（三钱）。

苇根、白茅根煎汤，煮成四碗，日三服，夜一服。

温斑三日，犹然骨痛，胸痛，咽痛，肢厥，未张之秽热尚多，清窍皆见火疮，目不欲开，脉弦数而不洪，口干燥而不渴，邪毒深居血分，虽有药可治，恐高年有限之阴精，不足当此燎原之势。又恐不能担延十数日之久，刻下趁其尚在上焦，频频进药，速速清阳。再以芳香透络逐秽，俾邪不入中下焦，可以望愈。

约二时间服紫雪丹二分，宣泄血络之秽毒。

连翘（一钱），银花（一钱），犀角（五分），薄荷（三分），牛蒡子炒，研（一钱），丹皮（五分），人中黄（三分），桔梗（一钱），白茅根（五分），元参（一钱），郁金（四分），藿香梗（五分），炒黄芩（三分），芥穗（三分），马勃（三分），苇根（五分），射干（五分）。

周十二时，八帖。

照前方内每帖加金汁五匙，仍周十二时服八帖。

照前方内每帖加犀角三分，古勇连三分，炒枯，仍周十二时八帖。

邪有渐化之机，但心火炽盛，阴精枯而被烁，当两济之。

犀角先煎（一两），银花（六钱），生白芍（六钱），细生地（八钱），连翘（六钱），麦冬连心（一两），黄连先煎（四钱），丹皮（一两），生甘草（四钱），白茅根（五钱），鲜荷叶（四钱）。

煮成四碗，分四次服。

仍用前药一帖，先煮半帖，约八分二杯，除先服昨日余药一碗外，晚间服药二碗，余药明早煮成，缓缓服。

邪去八九，收阴中兼清肺胃血分之热而护津液。

生白芍（六钱），大生地（一两），沙参（三钱），炙草（三钱），柏子霜（三钱），火麻仁（三钱），麦冬连心（八钱），白茅根（三钱）[1]。

八分三杯，三次服。

里热甚，胸闷骨痛，必须补阴而不宜呆腻。

生白芍（四钱），沙苑子（二钱），细生地（五钱），沙参（三钱），麦冬（五钱），柏子霜（三钱），冰糖（二钱），广皮炭盐水炒（钱半）。

注：[1] 三钱，金本作“五钱”。

【解析】咽痛、发斑、周身骨痛，其症颇类《金匮要略》之阴阳毒。

“阳毒之为病，面赤斑斑如锦纹、咽喉痛、唾脓血”；有学者认为，“阴阳毒”相当于西医学“猩红热”，中医称之为“烂喉痧”。这种病因为有疫毒外袭，或兼有伏邪，一方面“毒”的特性比较强，另一方面传变迅速，往往初起即波及卫气营血的多个层次，故治疗上必须果断祛邪，不能因循延迟。鞠通对于此类疫病论述不多，所用方多为银翘散、普济消毒饮、化斑汤之类，与普通温病（时病）治疗差异不大，实际上疫病与时病在流行性上是不同的，轻重亦殊。我们可以参考丁甘仁先生治疗烂喉痧的经验。丁氏总结为主要有汗、清、下三大法。汗法有四：解肌透痧汤、加减麻杏石甘汤、加减升麻葛根汤、败毒汤。清法也有四：加减黑膏汤、凉营清气汤、加减滋阴清肺汤、加减竹叶石膏汤。下法也有四：单用生大黄汁，或者是用硝黄，或兼用凉膈散，或重用金汁。总的思想是重视排毒，当然如何正确使用汗、清、下三法以排毒，仍须辨证使用，而且三法可以融合使用。丁甘仁先生总结出来的宝贵经验，可以补充吴鞠通在这方面论述的不足，值得我们学习。

【四维病机】太阳阳明卫气血分，风热疫毒、充斥表里气血。

壬戌五月初十日，王，三十八岁。温热系手太阴病，何得妄用足六经表药九帖之多。即以《伤寒论》自开辟以来，亦未有如是之发表者。且柴胡为少阳提线，经谓少阳为枢，最能开转三阳者。今数数用之，升提太过，不至于下竭上厥不止。汗为心液，屡发不已，既伤心用之阳，又伤心体之阴。其势必神明内乱，不至于谵语癫狂不止也。今且救药逆，治病亦在其中。温病大例，四损重逆难治。何谓四损？一曰老年真阳已衰，下虚阴竭；一曰婴儿稚阴稚阳未充；一曰产妇大行血后，血舍空虚，邪易乘虚而入；一曰病久阴阳两伤。何谓重逆？《玉函经》谓：一逆尚引日，再逆促命期。今犯逆药至九帖之多，岂止重逆哉！

连心连翘（三钱），银花（三钱），薄荷（八分），麦冬（八钱），丹皮（五钱），桑叶（三钱），元参（五钱），细生地（五钱），羚羊角（三钱）。

辛凉芳香甘寒法，辛凉解肌分静发越太过之阳，甘寒定骚扰复丧失之阴，芳香护膻中定神明之内乱。

十一日，过服辛温，汗出不止，神明内乱，谵语多笑，心气受伤，邪气乘之，法当治以芳香。

紫雪丹五钱，每服一钱。其汤药仍服前方，日二帖。

十二日，《灵枢·温热论》曰：狂言失志者死[1]。况加以肢厥，冷过肘膝，脉厥六部全无，皆大用表药，误伤心阳，致厥阴包络受伤之深如此。现在危急之秋燥，只有香开内窍，使锢蔽之邪，一齐涌出方妙。且喜舌苔之板着者已化，微有渴意，若得大渴，邪气还表，脉出身热，方是转机。即于前方内加暹罗犀角三钱，若谵语甚，约二时辰，再服紫雪丹一钱。

十三日，肢厥、脉厥俱有渐回之象，仍服前方二帖。晚间再服紫雪丹一钱，牛黄丸一粒。明早有谵语，仍服紫雪丹一钱，不然不必服。

十四日，厥虽回而哕，目白睛，面色犹赤。

连翘（二钱），元参（五钱），丹皮（三钱），银花（二钱），麦冬（五钱），犀角（一钱），细生地（五钱），煅石膏（三钱），羚羊角（三钱）。

今晚一帖，明早一帖。

十五日，即于前方内加柿蒂六钱，黄芩二钱，郁金三钱。日二帖。

十六日，诸症悉减，但舌起新苔，当防其复。

连翘（二钱），元参（三钱），丹皮（二钱），银花（二钱），连心麦冬（三钱），犀角（五分），黄芩（二钱），广郁金（二钱），牛蒡子（二钱），柿蒂（二钱），细生地（三钱）。

今晚一帖，明早一帖。

注：[1] 狂言失志者死：《灵枢·温热论》篇无，《素问·评热病论》篇作“狂言者是失志，失志者死”。

【解析】我们不仅要将六经、卫气营血相结合来辨清病位，还要重视辨别感受的是哪种邪气，正邪之间的斗争态势如何。只有辨得越来越精细，治疗的针对性才会越强。鞠通当世之医，往往拘泥《伤寒论》及宋、金、元医家辛温发表之经验来治疗一切外感病，不辨何种邪气所感，初起即予羌、防之类发汗，如果是风寒外感，多可取效，但暑、热、湿等邪气，则往往误事。此案前医妄用足六经表药，可能是指羌活、独活、川芎、细辛、柴胡、葛根之类的所谓六经解表药，而且是一误再误，连用九帖之多，可见当时辛温解表的固有观念的为祸之烈，对医生的影响之深，无怪乎温病学家大声疾呼。当然，不能因为后学的误用，就认为是仲景《伤寒论》的六经体系不适用于温病，不能因为麻黄汤、桂枝汤不适用于温热类疾病，就推断出六经体系不适用于温病，这在逻辑上是以偏概全，不能成立的。

此案的治法主要是清热、养阴、凉血解毒等，对于误汗伤阴、动血、生风者，是合理的治法，但其用药有可疑之处：犀角有时用三钱，有时用五分，剂量差异较大；另外，是否为同一种类、等级的犀角？案中有的明言是暹罗犀角，有的没有说是暹罗犀角，但无论哪种，用三钱（9克）犀角，剂量偏大，价格太昂贵。还有石膏三钱本就量小，再煅用，则清热之力大大减弱，况清热常用生石膏，敛疮生肌则用煅石膏，此案用煅非宜。

【四维病机】太阳厥阴卫营分，温疫误表、热入营分。

壬戌五月初三日，谢，三十四岁。酒客，脉象模糊，苔如积粉，胸中郁闷，病势十分深重，再舌苔刮白，大便昼夜十数下，不惟温热，且兼浊湿，岂伤寒六经药可治。

按吴又可之《温疫论》不用黄连，恣用大黄，余于温热、温疫不敢恣用大黄，因温病以保津液为主，数下亡阴故也。更有一类阴虚之人，如产后、病后、老年，虽一次不可用下者，并不敢轻用黄连。又可之不用黄连，为其守而不走；余之不用黄连，恐其苦先入心而化燥也。此症，酒家湿重，正取其燥，每剂用之。

连心连翘（钱半），滑石（三钱），广郁金（二钱），银花（二钱），藿香（二钱），生苡仁（三钱），杏仁（三钱），黄连（钱半），香豆豉（二钱），薄荷（一钱）。

今晚一帖，明早一帖。

初四日，温病始终以护津液为主，不比伤寒以通阳气为主者。

连翘（三钱），黄芩（二钱），桑叶（三钱），甘草（八分），连心麦冬（五钱），银花（三钱），薄荷（一钱），香豆豉（二钱），真雅连（二钱），滑石（三钱）。

今晚一帖，明早一帖。

初五日，旧苔已退，新苔又出，邪之所藏者尚多。脉象之模糊较前日已觉稍为分明。

连翘（三钱），麦冬（四钱），白通草（八分），银花（三钱），薄荷（八分），天花粉（三钱），桑叶（二钱），滑石（三钱），黄芩（二钱），杏仁（三钱），藿香叶（八分），真雅连（二钱），鲜芦根（三钱）。

今晚一帖，明早二帖。

初六日，脉洪，舌滑而中心颜色灰黑，余皆刮白，湿中秽浊，须重用芳香。

连翘（三钱），荷叶边（二钱），豆豉（三钱），银花（二钱），通草（钱半），郁金（三钱），薄荷（一钱），滑石（五钱），藿香（三钱），黄芩（二钱），芦根（五钱），黄连（三钱）。

今晚一帖，明早一帖。

初七日，温病已有凉汗，但脉尚数，而协热下利不止。议用白头翁汤法。

白头翁（五钱），生白芍（二钱），秦皮（三钱），黄芩（三钱），黄连（三钱）。

热邪虽退，而脉仍未静，尚有余热未清。大泄十余日，大汗一昼夜，津液丧亡已多，不可强责小便。再胃之上脘痛，有责之阳衰者，有责之痰饮者，有责之液伤者。兹当热邪大伤津液之后，脉尚未静，犹然自觉痰黏，断不得作阳衰论。且阳衰胸痹之痛，不必咽津而后痛也。与甘苦合化阴气法，既可以保胃汁，又可以蓄水之上源，得天水循环，水天一气，自然畅流。

连心麦冬（六钱），炙草（三钱），大生地（五钱），火麻仁（三钱），生牡蛎（五钱），黄连（一钱），炒黄芩（一钱），沙参（三钱），象贝母（二钱）。

煮成三碗，三次服。渣再煮一碗，明早服。

初九日，即于前方内加丹皮三钱，赤芍三钱。

初十日，肺脉独大，仍渴思凉。

连翘（三钱），知母（二钱），银花（三钱），桑叶（三钱），黄芩（二钱），杏仁（三钱），生甘草（一钱），煅石膏（三钱）。

今晚一帖，明早一帖。

十一日，左关独大，仍喜凉物，余热未清，小便赤，用苦甘法。

黄连（一钱），知母（二钱），黄芩（二钱），生草（一钱），丹皮（五钱），细生地（二钱），桑叶（三钱），赤芍（二钱），木通（二钱），麦冬（二钱）。

今晚一帖，明早一帖。

【解析】酒客之体，现脉象模糊、苔如积粉、胸中郁闷、大便频下，鞠通自言为“浊湿”，为何不用吴又可之达原饮以化湿浊？观《温病条辨》对吴又可达原饮之批评，可知鞠通仍拘执温病初在上焦、当用轻清等论调，而不是根据患者具体病情来辨治，这种“先入为主”的思维方式，是不利于临床实践的。王孟英等皆予以指正，可以参阅。

鞠通用银翘散合杏仁滑石汤化裁，虽亦有化湿之功，但较达原饮之透达膜原而化湿浊，效力不可同日而语，且方中杂以麦冬之滋腻，不利于化湿，湿不化则热不透，故后诊出现热迫下利。

愚用达原饮治疗外感、内伤病较多，体会颇深，兹举例如下：

1. 小女曾于2009年夏季发热，体温高达39.2℃，无汗，头痛，初时舌苔薄白，愚用麻杏石甘汤以发汗，汗后热暂退，旋即又起，两天后仍反复如是，苔略白腻，始悟乃风热夹湿，以香薷饮合三仁汤，热虽减但晚上仍然发热，体温达38.5℃。愚苦思半宿，见其舌苔较厚，遂加用达原饮之草果、厚朴、槟榔，当晚安睡，未见汗出，翌晨热即退矣。之前服麻杏石甘汤发汗（生麻黄用10克），一晚换衣四五次，热仍不能退，改用化浊之法后，不见汗出而热退，亦觉奇矣，达原饮之效，遂铭于心。

2. 2018年末至2019年初，深圳爆发流行性感冒（甲流），愚用小柴胡、麻杏石甘、达原饮三方化裁，病者初起虽舌苔薄白，亦早早用之，不必待苔厚腻才用。愚治疗数十例，一般三天内可平稳退热（多数两天内服完三剂即退），否则等苔厚腻再加达原饮，病程则长达一周左右。

3. 后于2019年深秋远程会诊一例南京患者，发热近一个月，曾用抗生素无效，余一远亲中医药大学硕士毕业不久，用中药治疗近一周，仍未能退热，遂商于余。观患者身热以午后为高，倦怠乏力，纳呆，腹胀，咽痛咳嗽，大便溏，小便黄，其舌苔厚腻而罩黄。阅其处方，为银翘散合三仁汤加减，遵吴鞠通法也。何以不效？再问有口苦、胸脘有闷感，结合舌苔厚腻，余处以柴胡达原饮，二剂而热退。

以上临床实践可以说明：湿浊为患时，用银翘、三仁，化浊之力是不足的，此时非达原饮不能建功。鞠通批评达原饮，是不识和氏之璧也。

另外，鞠通说"不惟温热，且兼浊湿，岂伤寒六经药可治"，愚谓不然。柯琴早已指出"原夫仲景之六经，为百病立法，不专为伤寒一科"，六经理论不仅可以指导风寒之邪所致疾病的辨治，对于温热、湿热、疫毒等，均可按六经理法辨治，俞根初之《通俗伤寒论》已倡之于前，丁甘仁、何廉臣诸贤践行于后。今世诸如"伤寒用六经辨证、温病用卫气营血三焦辨证"之论调，不仅割裂了伤寒和温病的联系，更大大降低了仲景六经体系的应用价值。鞠通此论，流弊不小。

【四维病机】太阳阳明卫气分，湿热内蕴，复感温疫伤阴。

壬戌五月初四日，长氏，22 岁。温热发疹，系木火有余之证焉。有可用足三阳经之羌防柴葛，诛伐无过之理，举世不知，其如人命何？议辛凉达表，非直攻里也；芳香透络，非香燥也。

连翘（六钱），银花（八钱），薄荷（三钱），桔梗（五钱），元参（六钱），生甘草（二钱），牛蒡子（五钱），黄芩（三钱），桑叶（三钱）。

共为粗末，分六包，约一时许服一包，鲜芦根汤煎服。

初五日，温毒脉象模糊，舌黄喉痹，胸闷渴甚。议时时轻扬法，勿令邪聚方妙。

连翘（八钱），银花（一两），薄荷（三钱），元参（一两），射干（三钱），人中黄（三钱），黄连（三钱），牛蒡子（一两），黄芩（三钱），桔梗（一两），生石膏（一两），郁金（三钱），杏仁（五钱），马勃（三钱）。

共为粗末，分十二包，约计一时许服一包，芦根汤煎去渣服。

初六日，舌苔老黄，舌肉甚绛，脉沉壮热，夜间谵语，烦躁面赤，口干唇燥，喜凉饮。议急下以存津液法，用大承气减枳朴辛药，加增液润法。

生大黄（八钱），元明粉（四钱），厚朴（三钱），枳实（三钱），元参（三钱），麦冬（五钱），细生地（五钱）。

煮成三茶杯，先服一杯，得快便止后服，不便或不快，进第二杯，约三时不便，进第三杯。

初七日，其势已杀，其焰未宁，下后护阴为主，用甘苦化阴。

细生地（八钱），黄芩（二钱），元参（三钱），生草（一钱），丹皮（五钱），麦冬（六钱），黄连（钱半）。

煮成三杯，分三次服。渣再煮一杯，明早服。

初八日，脉浮邪气还表，下行极而上也。即于前方内加连翘三钱，银花三钱，去黄连。

初九日，脉仍数，余焰未宁，口仍微渴，少用玉女煎法，两解气血伏热。

细生地（六钱），生甘草（一钱），麦冬（五钱），连翘（三钱），元参（五钱），银花（三钱），生石膏（一两），知母（三钱）。

服法如前。

初十日，脉沉微数，自觉心中躁，腹中不爽，舌上老黄苔，二日不大便，议小承气汤微和之。

生大黄（三钱），厚朴（三钱），枳实（二钱）。

水五杯，煮成二杯，先服一杯，得利止后服，不快再服。

【解析】此案对于温病透疹法和下法的应用，值得思考：

一、透疹法。此案发疹，是何种疹，鞠通并未明言，观其治疹之法，皆以银翘散减发表之药、加解毒之品，故可推测鞠通认为不拘何疹，治疗方法相同，故不做鉴别诊断。然而后世之温病学者，对于发疹性疾病均重视"辨病"，如麻疹、风疹、烂喉痧、温病发斑、疫疹等，所侵犯部位不同，临床表现各异，预后吉凶不同，治法差别很大，如不能鉴别诊断，如何能针对性治疗？更不用谈预知病情发展了。如一般的风疹、风痧，银翘散之类轻清疏透即可，极少发展为危重症；麻疹外透之顺证轻，麻毒内陷之逆证则重；烂喉痧（猩红热）及疫疹（流行性出血热）则危重症多，死亡率高……治法上，风痧及麻疹均重视透表，麻疹常兼用辛温透疹之荆芥、防风、三春柳、胡荽等以加强透发之力，柴、葛更是不避；烂喉痧及疫疹传变迅速，常卫气营血同病，治疗须重视表里同治、气血两清之法，尤重治里，不能胶执由表入里、"始上焦终下焦"的次序。

本案发疹辨病当以喉痹为主，不排除烂喉痧，故羌活、防风、柴胡、葛根等辛温发表透疹之品，不作为常规使用，这一点鞠通的看法是正确的，但如果推之于所有发疹性疾病则失当。本案首诊用银翘散，透疹唯仗薄荷、牛蒡子，其力太轻，邪气何能透散？故二诊时里热进一步加重，症状出现胸闷、口渴、舌黄，邪气没有及时外透则入里，必然加重里热之聚集，并发展到阳明腑实、谵语烦躁的重症。正如《伤寒论》第48条所论，“太阳初得病时，发汗不彻，因转属阳明”，无论伤寒、温病，表不解而化热入里，都是常见的发展过程。

丁甘仁先生治烂喉痧强调解肌透痧，亦用麻杏石甘汤。他认为如果早期过于谨慎，不敢使用辛温透表之品，毒热不能外泄则内攻，加重病情。温病发疹，并不能绝对摒弃温热类药物，鞠通此论失于片面。

二、关于下法。鞠通对于下法是比较慎重的，一方面需用承气法时，往往退一步用增液汤，其意在于护阴，固然有一定道理，但急下亦是存阴之法。祛邪与扶正，鞠通偏重于扶正，对祛邪往往不够果断。另一方面，下后往往不再用下法，而是改用甘苦合化或清中兼透这两种方法，但用此类方法并不能解决问题，常常是一、二诊后，不得不再用下法。这种思路固然较平稳，但也容易因“失下”而贻误战机。

这种诊疗常规与鞠通对下法的认识不全面是分不开的。《温病条辨》专门对吴又可多次攻下的方法提出了批评，他认为攻下以后，大黄过多会伤津液，而温病要以存津液为主，所以他非常重视津液的有无。这里就导致他对于承气的攻下是比较谨慎的，但对于清法，尤其是石膏、知母、生地黄、玄参、麦冬等种玉女煎的治法，常放胆使用，而这种常规治法毕竟还属于清法的范畴，清法代替不了下法，该下的时候如果不下，就会贻误战机。当然如果是太过孟浪，不当下而下，也会损伤正气，损伤津液。

【四维病机】太阳阳明卫气分，太阳风热疫毒外犯、表络郁热；阳明热毒兼腑实。

五月十二日，赵[1]，七十三岁。温病之例，四损重逆为难治。今年老久病之后，已居四损之二。况初起见厥，病入已深。再温病不畏其大渴，引饮思凉，最畏其不渴。盖渴乃气分之病，不渴则归血分。此皆年老藩篱

已撤，邪气直入下焦之故。勉议清血分之热，加以领邪外出法。

丹皮（二钱），细生地（二钱），连翘（二钱），郁金（二钱），桔梗（一钱），羚羊角（钱半），甘草（五分），桑叶（一钱），银花（一钱），麦冬（一钱），茶菊花（一钱），薄荷（八分）。

日三帖，不服渣。

十三日，今日厥轻，但老年下虚，邪居血分，不肯外出，可畏，用辛凉合芳香法。

连翘（三钱），牛蒡子（三钱），藿香（钱半），元参（三钱），豆豉（三钱），薄荷（八分），银花（三钱），郁金（钱半），桑叶（二钱），细生地（三钱），丹皮（三钱），麦冬（三钱），芦根（五寸）。

十四日，六脉沉数而实，四日不大便，汗不得除，舌苔微黄，老年下虚不可轻下。然热病之热退，每在里气既通以后。议增液汤，作增水行舟之计。

元参（二两），细生地（一两），栀子炭（六钱），丹皮（六钱），麦冬（一两），牛蒡子（八钱）。

头煎水八碗，煮三碗，分三次，今晚服尽，明早再将渣煮一碗服。

十五日，仍未大便，酌加去积聚之润药，即于前方内加元参一两，细生地一两。

十六日，脉已滑，渴稍加，汗甚多，邪有欲出之势，但仍未大便，犹不能外增液法，少入玉女煎可也。既可润肠，又可保护老年有限津液，不比壮年可放心攻劫也。

元参（三两），知母（三钱），细生地（二两），麦冬（一两），生甘草（二钱），生石膏（一两），银花（六钱），连翘（五钱）。

十七日，渴更甚，加以保肺为急，即于前方内加黄芩三钱，生石膏一两，知母二钱。

十八日，大便已见，舌苔未净，脉尚带数，不甚渴，仍清血分为主，复领邪法。

麦冬（三钱），生甘草（二钱），细生地（一两），元参（五钱），丹皮（六钱），银花（三钱），连翘（三钱），黄芩（二钱）。

煮三碗，三次服。

注：［1］赵：此案原本缺，据金本补。

【解析】渴与不渴，是邪在气分、血分的辨证眼目。本案初起即见厥、不渴，说明邪热已陷入厥阴血分，同时卫分之邪未解，故用卫分、血分同治之法，颇合病机。

其后病情发展，出现热结腑实，由于患者年高，鞠通以大剂增液汤代承气法，是其一贯谨慎平稳的作风。一般而言，出现了腑实，须釜底抽薪，鞠通也讲“热病之热退，每在里气既通以后”，但认为本患者年高体虚，不可轻用下法，故用了增液汤。此方仍属清、滋之法，而非下法，虽亦可通便，但泄热醒神之力不足。在吴鞠通的年代，营养支持的手段极少，高热及泻下均能导致脱水，这也使得鞠通迫不得已采用相对比较保守的治法。现代各种营养支持的方法很多，不必过虑脱水伤阴，所以我们对于年龄虽高但有腑实证患者，尤其是舌苔老黄焦燥、腹痛、便秘拒按诸症皆备者，即便是七八十岁的老人，仍然可以用承气汤攻下。

愚在 2017 年冬曾治疗一例八十余岁的老年患者，既往有肺部感染、心衰、肾功能不全等十余种疾病，会诊时高热、意识不清、呼吸急促、腹部胀满，大便多日不通，按压腹部患者皱眉，考虑为阳明腑实内结、上迫心肺证，果断地用了大承气汤，先灌肠一天，然后鼻饲。腑气一通，体温下降，腹胀消除，意识也渐渐清醒了，后以大柴胡汤、三子养亲汤等化裁，病情缓解后出院。由于有西医的补液、强心等治疗，所以不必过于担心正气不支。时代在前进，我们也要有分析地继承和发展前人的学术经验，不能刻舟求剑。

【四维病机】太阳阳明厥阴卫气血分，风热疫毒、表里同病。

初一日[1]，苗，七十三岁。温热本木火有余之病。无奈世人不识四时，概以治冬日之羌防柴葛治之，是之谓抱薪措火，误伤心阳，其势不至于神昏谵语，痉厥颠狂不休也。议急清宫城为要，以清宫汤。

先服紫雪丹二钱，一时许一服。以神清为度再服。

连心麦冬（一两），生石膏（六钱），元参心（六钱），暹罗犀角（五分），莲子心（一两），竹叶卷心（三钱），细生地（五钱），黄连（二钱），连心连翘（五钱），丹皮（五钱），钩藤（三钱）。

再按：痉厥神昏，故以清宫为主。血分太热脉极数，故以地黄汤犀角为佐。邪气在血分虽多，尚能渴思凉饮，故加石膏合冬、地为玉女煎法，以清气血两燔之伏热。大抵治逆之症，不能一辙，其势不得不用复方也。

煮成三碗，分三次服。明日渣再煮半碗服。

初二日，诸证俱减而未尽除，脉之至数亦减。但老年下虚，咳声不满喉咙，可畏之至。议搜邪之中，寓补阴和阳之用。

连心麦冬（二两），丹皮（八钱），黄芩（三钱），黄连（二钱），连翘（三钱），生石膏（一两），直大生地（一两），细生地（一两），暹罗犀角（五钱）。

初三日，脉证虽减，犹在险途。

直大生地（一两），古勇黄连（二钱），暹罗犀角（五钱），黄芩（三钱），细生地（一两），麦冬（二两），丹皮（六钱），连翘（三钱），焦白芍（五钱），煅石膏（五钱）。

初四日，神识略清，脉洪数有力，周身尽赤若斑，大便大频，用玉女煎加苦以坚阴。今晚明早，如神识不甚清爽，再服紫雪丹三五钱。

直大生地（一两），黄连（三钱），黄芩（三钱），知母（三钱），暹罗

犀角（六钱），细生地（一两），丹皮（六钱），麦冬（二两），生石膏（八钱），炒京米（一撮）。

头煎煮成三杯，二煎煮二杯。今日服三次，明早服二次，各一杯。

初五日，即于前方内加元参六钱，去粳米。

此证服紫雪丹共一两八钱，牛黄丸五粒。神识清，大便通，舌苔退，脉静身凉后二甲复脉汤十八帖。

注：[1] 初一日：原本缺，据金本补。

【解析】外感病初起，无论风寒、风热还是湿热，发热恶寒均是常见症状，昧者固执“伤寒”之方，不辨邪气性质，率以辛温发汗，或者畏麻桂而喜用荆防败毒或陶氏柴葛解肌之类，如为寒邪可一汗而解，若为温邪，无异火上浇油！故每每导致热焰鸱张，内燔营血，灼伤津液。本案即为一例。目击神伤，故温病诸家力斥“以温治温”之非，是有其历史背景和现实意义的。

本案用清宫汤、犀角地黄汤、玉女煎、紫雪丹诸方，气血两清、苦寒坚阴、凉营开窍等法，用紫雪丹一两八钱，牛黄丸五粒，始能力挽狂澜。仲景云：“火气虽微，内攻有力，焦骨伤筋，血难复也！”奈何后人不能重视误火之弊，因循千年，良可叹也！

此案尚有三处可商。

1. 根据时令用药的问题：吴鞠通认为，羌活、防风、柴胡、葛根等为治冬日伤于寒邪之品。古人（易水、东垣为主）虽有四时用药法度，然不能拘泥。盖药为治证而非治时，一时之内、一域之中，人人各殊，岂可一概而论？故愚以为，当辨病因为“风、寒、暑、湿、燥、火”的哪一种邪气，内伤、饮食、七情为何等，而不能仅根据时令来议论方药，否则千人一方，不符合辨证论治的精神。

2. 误伤心阳：吴氏于多处皆曰“伤心阳”，其实温燥之品伤阴动血，所伤为心之阴也，曰“心阳”者，实为“心神”也。

3. 犀角用量：一诊为五分，是符合常规用量的，后面皆用五六钱，如此大剂量犀角，是传抄之误，还是何故？

【四维病机】阳明少阴厥阴气血分，误汗劫阴，气血两燔，热入心包。

五月二十九日，普氏，四十四岁。温热月余不解，初用横补中焦，致邪无出路。继用"暑湿门"中刚燥致津液大亏，湿热之邪未能化。现在干呕脉数，大小便秘，烦躁不安，热仍未除，证非浅鲜，议甘寒、苦寒合化阴气，令小便自通。若强责小便，不畏泉源告竭乎！

生石膏（一两），元参（一两），细生地（六钱），知母（四钱），连翘（八钱），丹皮（五钱），麦冬（八钱），银花（三钱），生甘草（二钱），炒黄芩（二钱），黄连（二钱）。

煮成三碗，今日分三次服完，明早再煮一碗服。

三十日，昨用玉女煎、银翘散合法，再加苦寒，为甘苦合化阴气，又为苦辛润法。今日已见大效，汗也，便也，表里俱通。但脉仍沉数有力，是仍有宿粪，与久羁之结邪相搏。议增水行舟，复入阴搜邪法。

麦冬（一两），丹皮（六钱），生甘草（三钱），黄芩炭存性（二钱），大生地（六钱），北沙参（五钱），生鳖甲（八钱），生牡蛎（六钱），柏子霜（三钱），真山连（钱半）。

【解析】温病治法，当以清凉为主，误用温补无异抱薪赴火！而此患者一误再误，热邪内传阳明，出现大便秘、小便闭、烦躁、脉数等症，此时当遵《伤寒论》"急下存阴"之法，但有干呕，仲景云"伤寒呕多，虽有阳明病证，不可下之"。此处指不可用三承气攻下，但呕多者大柴胡是可以用的。

吴氏此案用了玉女煎、银翘散合法，其中含增液汤，增水行舟，取得了很好的效果，但叙症不详，此腹痛否，脐腹压痛否，舌苔老黄否，脉数是细数还是沉数有力……均未见记录。如果腹痛拒按，绕脐痛，舌黄糙，脉沉有力，愚意当用仲景之"急下存阴"。当然可以结合养阴生津，然以下为主，不下则腑实不去。如果腹痛不甚，舌苔干燥而少苔，脉细数，则又不须用下，而以吴氏增液汤为宜。在温病中腹诊的应用也应被重视，对鉴别诊断有重要的价值。

【四维病机】阳明气血分，误治伤阴，疫毒气血两燔。

史，三十八岁。温病汗后，法当脉静身凉。今脉虽为汗衰，究有五至，且不能弱。况对医者说病刺刺不休，岂一二日内欲虚脱者，而能若是乎？此证人佥畏其虚，我独畏其实也。现在大便溏泄频频，势若可畏，然不可与收摄肾胃两关。盖伏邪藏深，为日已久，兹方有出路，而可骤行纳缩乎？但柔滑之品，须暂行停止。议热淫于内，治以甘苦，佐以咸寒法，妙在即寓坚阴收纳于其中。

生牡蛎（二两），炙甘草（五钱），生鳖甲（二两），黄柏炭（三钱），黄芩炭（三钱）。

【解析】《伤寒论》第105条云："伤寒十三日，过经，谵语者，以有热也，当以汤下之。若小便利者，大便当硬，而反下利，脉调和者，知医以丸药下之，非其治也。若自下利者，脉当微厥，今反和者，此为内实也，调胃承气汤主之。"

此案"大便溏泄频频"，但脉不微弱，手足不厥，知非阳气虚脱气陷，而是内伏之邪热有外出之机，故吴鞠通独具慧眼，从脉有力、语不休，识其证之真相为实证而非虚脱，力诫收摄固涩之品不可与。一般医者见大便泻则止泻，见小便少则利水，纯属对症发药，不察其本质病机，为表象所惑，远逊吴氏矣。

仲景治下利有时反用下法，如大柴胡汤和调胃承气汤，鞠通之胆识又不及焉，他为了稳妥起见，不用调胃承气汤，而在苦寒之中寓收涩，虽心思缜密，而胆色略不足。

【四维病机】阳明少阴气血分，余热内伏，阴血耗伤。

六月初八日，周，六十三岁。温热最忌足三阳药，且柴胡直升少阳，不至于下竭上厥不止。且即系伤寒，从无柴胡十数日之多。现在呕而便血，《灵枢》所谓不治之症。勉议犀角地黄汤加黄连苦甘合化法。

大生地（六钱），犀角（二钱），老山连（一钱），生白芍（四钱），丹

皮（四钱），麦冬连心（六钱），黄芩（二钱）。

分作二次服，以不呕、不便血、小便不赤为度。

十一日，诸症稍减，但为日已久，以重护津液为主，复苦甘合化阴气法。

大生地（一两），黄芩（二钱），生白芍（五钱），黄连（八分），麦冬（一两），元参（一两），丹皮（六钱），广郁金（二钱）。

【解析】《伤寒论》每篇的标题为“辨某某病脉证并治”，学者咸以为“某某病”为六经病，强调辨证需先辨六经，固然不错，但愚以为此处所言“辨病”除辨清为哪一经病外，还需要辨别病邪性质属风、属寒、属湿、属热等，也就是说，辨六经结合辨六气，才是“辨病”的完整内涵。

以太阳病为例，如第6条提出“太阳温病”的问题；第110～116条论述了感受温热之邪而反用火劫、火熏、艾灸等误治的问题；《金匮要略》还论及了太阳痉病、太阳湿病、太阳中暍（暑）。将这些内容联系起来看，仲景是非常重视辨邪气性质的，并非只是以寒邪为例，讲外感病的发生、发展和论治规律。因此，我们要想学透《伤寒论》，就必须全面准确地把握仲景的精神，不能只学习其中的方药，而忽视理论和辨证思维的学习。

有医者不辨病属何气，拘于《伤寒论》之方药而泛应百病，起手即认定为太阳病，予麻桂以发汗，不应则转而用柴胡剂，或用阳明之清、下之方，形成固定思维和套路，把活泼泼的六经变成了僵化的模型，不是“知犯何逆，随证治之”，而是主观地设定病情传变次序，这就脱离了临床实际，不自我反省思维上的错误，反而责怪仲景的六经不实用，不能指导温病，咄咄怪哉！

有鉴于此，叶、吴诸家治温，力避辛温发散，即柴、葛亦慎之又慎，且谓“柴胡劫肝阴、葛根竭胃汁”，此说虽为纠正时弊，但拘泥不化者，易走向另一个极端，对辛温药畏如蛇蝎。风热等邪气，易耗伤阴液，在舌绛无苔或无津者，当然须慎用；若为风寒郁热或风热夹湿证，其舌上有苔，或邪气郁闭较甚，见颈肩背部酸痛或胁痛者，舍柴葛奚为？

【四维病机】阳明气血分，温疫误治，热盛动血。

壬戌六月初四，梁，二十二岁。温热自汗，脉浮，舌满白，最忌足三阳表药发汗。用辛凉法。

苦桔梗（五钱），杏仁（三钱），甘草（三钱），薄荷（二钱），银花（六钱），藿香（二钱），连翘（六钱），郁金（二钱），牛蒡子（五钱）。

共为粗末，分六包，一时许服一包，芦根汤煎。

初六日，温病脉浮自汗，喘喝，舌苔白厚，思凉饮，用辛凉重剂。

生石膏（一两），桑叶（五钱），知母（五钱），牛蒡子（五钱），连翘（六钱），元参（一两），银花（六钱），人中黄（三钱）。

共为粗末，分八包，一时许服一包。照前煎服。

初十日，疫后肢痹。

杏仁泥（三钱），连翘（三钱），石膏（六钱），银花（二钱），防己（三钱），生甘草（一钱），广郁金（钱半）。

十二日，肢痹。

桂枝（三钱），生薏仁（三钱），生石膏（五钱），防己（三钱），杏仁泥（三钱），片子姜黄（三钱），海桐皮（二钱）。

十八日，温热复作，身热身痛，舌苔重浊，忌羌防柴葛，议辛凉合芳香法。

荆芥穗（五钱），元参（三钱），藿香叶（二钱），薄荷（三钱），香豆豉（三钱），连翘（六钱），苦桔梗（六钱），银花（八钱），甘草（三钱），牛蒡子（三钱），郁金（三钱）。

共为细末，分八包，一时许服一包，芦根汤煎，去渣服。

十九日，大渴思饮，大汗如注，脉数急，非辛凉重剂，不足以解之。

生石膏（二两），知母（五钱），麦冬（一两），生甘草（三钱），细生地（一两），连翘（三钱），银花（三钱），桑叶（二钱）。

煮成三碗，分三次服。

二十日，用辛凉重剂，大热已解，脉小数，以养阴清解余邪立法。

麦冬（八钱），丹皮（三钱），细生地（五钱），知母（二钱），生甘草（二钱），元参（五钱）。

煮法如前。

【解析】一见脉浮、自汗，似乎就是桂枝汤证，但仍需参合其他症状、体征，综合分析、鉴别。感受温热之邪，亦可见此二症，关键是恶寒轻重、口渴与否、咽痛否、咳痰黄否。此案系热证，当有此等风热类症状，故大法以疏散透热为主。吴氏先诫不可用"三阳表药发汗"，绝对禁用三阳表药，则未免太过。比如麻黄，为太阳发汗首选之药。有人也断言"有汗不可用麻黄"，把治法和药物混为一谈，概念不清。如麻杏石甘汤主治"汗出而喘"，汗出反用麻黄，其意不在发汗，而是配石膏发挥宣散郁热之功。

因此，本案一诊如用麻杏石甘汤，可能不致发展到二诊必须用白虎汤、其后数诊均需用大量石膏的程度，如此何不早用？盖因吴氏习用银翘散，形成惯性思维，弃效方而不用，惜哉！

患者发热二次发作，是否桂枝用之太早？吴鞠通对用麻黄很慎重，但对桂枝却常用之，其实桂枝温热之性有过于麻黄，故王叔和云"桂枝下咽，阳盛则毙"。复发的时候，仍然喜银翘散之轻剂而不用麻杏石甘，继而又出现大渴、大汗、脉数急，不得已用辛凉重剂。愚治风热外感初起，发热无汗或少汗、身痛、困重、咽痛等，每用麻杏石甘合麻杏苡甘法，风湿热并治，较银翘散、桑菊饮为佳，这证明时逸人先生等所提出的病初起多用麻杏石甘之经验是可取的。

【四维病机】太阳阳明卫气分，风热夹湿。

壬戌年六月十八日，甘，五岁。温热七日不退，渴思凉饮，脉仍洪浮

而长，急宜辛凉退热，加入芳香化浊，最忌羌防柴葛发表。腹痛者，秽浊也。勿认作寒，用温药。

连翘（六钱），牛蒡子（三钱），银花（六钱），石膏（六钱），广郁金（三钱），藿香叶（三钱），苦桔梗（六钱），豆豉（三钱），知母（二钱），人中黄（二钱），黄芩（二钱），丹皮（二钱）。

共为粗末，分六包，约一时许服一包。芦根汤煎，去渣服。

十九日，热稍减，脉势亦减过半，气分尚未解透，血分亦有邪耳！今用玉女煎加芳香法。

麦冬（一两），知母（三钱），细生地（八钱），郁金（钱半），丹皮（六钱），豆豉（二钱），生甘草（三钱），元参（六钱），生石膏（六钱）。

煮成三茶杯，渣再煎一茶杯，共四杯，分四次服。

二十日，幼童温病，热退七八，以存阴退热为第一妙着。

麦冬（二两），生甘草（一钱），细生地（八钱），知母（钱半），元参（两半），丹皮（三钱）。

头煎两茶杯，二煎一茶杯，三次服。

二十一日，热渐退，手心热特甚，阴伤之象，用存阴法。

大生地（五钱），焦白芍（三钱），细生地（五钱），麻仁（三钱），丹皮（三钱），炙草（三钱），沙参（三钱），麦冬（六钱）。

二十三日，幼童热病退后，一以存阴为主，最忌与枳朴开胃，黄芩清余热，医者诚能识此，培养小儿不少矣。

焦白芍（五钱），炒玉竹（二钱），炙草（二钱），麦冬（五钱），元参（三钱），沙参（三钱），大生地（五钱），丹皮（三钱）。

【解析】此案初诊已见气分热盛，脉浮洪而长，渴思凉饮，用白虎汤合银翘散加减，清中有透，故病情被较快控制。第二日脉洪之势即减半，转手气血两清，终以养阴收功，进度有度，次序井然，足见吴鞠通深厚的临床功力。

综观此案，初诊即当机立断，用较大量石膏、知母（五岁小儿用六钱石膏），顿挫病势，是成功的关键。唯末诊云"幼童热病退后，一以存阴为主，最忌与枳朴开胃"，愚不敢苟同。盖小儿脏腑未充，易生积滞，如一味补阴，恐滋腻碍胃，反不利滋阴药之运化，故善补阴者，常于滋腻药中少加枳壳、山楂、砂仁、白蔻仁、鸡内金之类，以助运化，佐治之功，亦不可少。

【四维病机】太阳阳明卫气血分，太阳风热外袭、阳明气血两燔伤阴。

甲子年四月初三日，陈氏。温病误汗七次，以致心阳受伤，邪入心包，神昏不语，膈上之邪，仍然不解。非芳香化浊，能入心包者，不足以救之。

牛黄丸三丸，约一时服一丸。服后如神仍不清、不语，再服二三丸。

前方用芳香开膻中，是治邪法。恐老年阴气告竭，自汗而脱，再用复脉法护阴，是固正法。二更后服。

炙甘草（三钱），生地（五钱），丹皮（三钱），白芍（三钱），生鳖甲（六钱），麦冬（六钱），阿胶（二钱），麻仁（三钱），元参（五钱）。

初四日，老年温病日久，误用风药过多，汗出伤津，以致大便坚结不下，口干舌黄，系阳明症，当下之。但气血久虚，恐不任承气。议增液汤，一面增液而补正，一面去积聚以驱邪，增水行舟计也。

元参（一两半），次生地（一两半），连心麦冬（一两二钱）。

水八碗，煮取三碗，分三次服，不便再服，便后服前方一帖。

初五日，脉似有力，舌黄黑，仍有宿粪未净，再服增液一帖，令净尽。

元参（一两六钱），细生地（二两），麦冬（二两）。

煮成三碗，分三次服。

初六日，大便后，仍用二甲复脉法，以复其丧失之真阴。

炙甘草（六钱），大生地（八钱），炒白芍（六钱），阿胶（一钱），麻仁（三钱），麦冬（八钱），沙参（三钱），牡蛎（五钱），鳖甲（五钱）。

浓煎三碗，零星缓缓服。

【解析】温病与伤寒，受邪不同，虽初起见症相似，如不能细审，鉴别不清，无论是概以辛温发汗，还是概以辛凉清解，皆误也。寒热鉴别之法，前文已详述，请参看第一案。

此案本是温热之病，而以辛温发汗，显系误治。而前医不自省，误汗竟达七次之多，以致神昏！故温病学家如鞠通等人大力呼吁，一改滥用辛温发汗之弊，实是中医之功臣！

然任何学说，皆非完美，鞠通于下法，慎之又慎，当用承气之证，辄退一步用增液汤，诸多医案均是此类治法，得无贻误战机之虞？愚意以为，治病用药，虽当考虑“三因”，但不能教条化，即使年高，未必无实证，实者当下之，即便恐伤正气，可以在下药中佐以扶正即可，不可废诸承气法。鞠通所谓“以补药之体，作泻药之用”，当针对虚证而言。如果是实证，而反补之，譬如河道淤塞，不予疏通，徒增其水，虽水泛滥而舟亦不能行。祛实与补虚，是一对矛盾关系，如何准确把握、切中肯綮，才是医者追求之“医道”。

【四维病机】阳明少阴气营分，误汗伤阴，阳明热盛腑实、热陷少阴心营。

<u>于，</u>温病误表，面赤，神昏谵语，肢掣肉瞤。先用牛黄丸清包络之邪。

牛黄丸三粒，汤药用麦冬、生地之类。方遗失。

十三日，今日脉浮，鼻息太粗，粗甚则为喘矣。温病大忌喘促，恐化源绝也。再手指与臂，时时掣动，瘛疭之象也。勉与玉女煎法。

细生地（五钱），大生地（五钱），生石膏（一两），元参（五钱），知

母（三钱），生甘草（二钱），麦冬（一两），丹皮（五钱）。

煮成三碗，分三次服。渣再煎一碗服。

十四日，前方沃法也，今日仍用，加石膏五钱，犀角三钱，以清包络而护肾水。

十五日，脉浮为邪气还表，渴甚加石膏。

连翘（五钱），银花（五钱），生石膏（一两），六钱犀角（三钱），麦冬（一两），知母（三钱），甘草（二钱），细生地（六钱）。

今日一帖，明日渴甚服二帖。渴止服一帖，不热不渴，或去石膏。

十七日，温病误治日久，上焦之热未净，下焦之液已亏，用清上实下法。

细生地（五钱），大生地（五钱），麦冬（六钱），生鳖甲（六钱），知母（五钱），石膏（八钱），甘草（二钱），牡蛎（五钱），丹皮（五钱），生白芍（三钱）。

明日热全退不渴，去石膏，即不退全，不渴思凉饮，亦去。假使如今日，方亦如今日。头煎二碗，二煎一碗。二帖。

十九日，照前方再服一帖。

二十日，渴止脉静身凉，用复脉法。

【解析】本病用了发表药，出现神昏谵语、肢掣肉瞤，是误汗伤阴助火所致，还是本有伏邪而没有表里同治，导致里热炽盛？如果是风寒闭表、里有伏热，愚意以为可表里同治：辛温药以开寒闭，寒凉药以清伏热，并行不悖，使用大青龙汤、防风通圣散之类，不能一概摒弃辛温发表之药，关键在于如何配伍，使之成为有制之师。

【四维病机】阳明厥阴气营分，热盛伤阴、闭窍动风。

甲子年四月初四日，杨。温病自汗，脉浮芤，神气昏瞀，时有谵语，可先服牛黄丸二丸，继以人参白虎汤。

生石膏先煎（八两），洋参（四钱），知母（四两），京米（二合），炙甘草（一两）。

神清止牛黄丸，热退止石膏。不然，俱再作服。

初五日，于前方内加洋参四钱，连前共成八钱。

初六日，大用白虎，脉为敛戢，热未尽退，咳而腹痛，议甘苦合化阴气法。

麦冬（六钱），生甘草（二钱），沙参（三钱），杏仁粉（五钱），连翘（三钱），细生地（五钱），黄芩（三钱），银花（三钱），知母（三钱），黄连（二钱）。

今日晚服一帖，明早一帖，每帖煮三碗。

初七日，今日脉少敛，但手心热甚于手背，温热未净，而津液已亏。用存阴退热法，兼润肺燥。

沙参（八钱），桑叶（三钱），麦冬（二两），柏子霜（三钱），细生地（一两），丹皮（六钱），知母（六钱），生甘草（五钱），元参（五钱）。

煮四碗，分四次服。

初十日，脉复大而芤。

生石膏（二两），知母（八钱），甘草（六钱），京米（一撮），洋参（二钱），麦冬（八钱），细生地（六钱）。

水五杯煮两杯，分二次服。渣如上法。

十一日，脉势大敛，但手心热甚，应治里。议热淫于内，治以甘苦，佐以咸寒。

炒知母（三钱），甘草（三钱），细生地（六钱），生鳖甲（八钱），麦冬（八钱），生牡蛎（五钱），黄芩炭（二钱）。

头煎三杯，二煎一杯，分四次服。

十二日，脉复浮大而芤。

石膏（八钱），甘草（二钱），洋参（二钱），连心麦冬（六钱），知母（三钱），细生地（六钱）。

头煎二杯，二煎一杯，分三次服。

十三日，脉少敛，热未净，左脉仍空大，用存阴退热法。

细生地（八钱），丹皮（五钱），元参（四钱），白芍（六钱），麦冬（一两），桑叶（三钱），知母（三钱）。

煎四碗，日三服，夜一服。

十四日，邪少虚多，且左脉大，为下焦血分，非右大可比。议复脉法，复胃中之阴，渐有驱邪之势。

炙甘草（五钱），阿胶（三钱），麦冬（六钱），麻仁（三钱），生白芍（六钱），大生地（六钱），生鳖甲（六钱），生牡蛎（六钱），知母（四钱）。

头煎水八碗，煎成三碗，二煎一碗。日三服，夜一服。

十八日，仍服前方。

五月初八日，温病愈后十五日，未复真元，复中暑温、痉厥，俗名暑风，治在厥阴足少阳。

桑叶（二钱），杏仁泥（钱半），羚羊角（二钱），菊花（二钱），银花（二钱），连翘（二钱），钩藤（钱半），生甘草（一钱），鲜荷叶边

（三钱）。

日三帖，厥时可服紫雪丹二三分。

【解析】此案一波三折，其中得失，值得深思。

初诊神昏、脉浮芤、自汗、时谵语，与《伤寒论》第219条“三阳合病，腹满身重，难以转侧，口不仁，面垢，谵语，遗尿……若自汗出者，白虎汤主之”若合符节。脉芤，故鞠通选用大剂白虎加人参汤，可谓有胆有识！故服后即脉为敛戢。

然第三诊后，因病情好转，舍白虎汤而用甘苦合化及存阴退热法，致病情反复，出现“脉复大而芤”，不得已再用白虎加人参汤以大清气热而益气生津，又得好转。

可惜得效后又改弦更张，早用复脉汤法导致“脉复浮大而芤”，鞠通去二甲、黄芩，加石膏、洋参等，后以二甲复脉收功。

但又复燃，出现“暑温痉厥”，所以之前是否真的已痊愈，还是热邪暂伏而假愈？令人生疑。愚意以为，早用复脉汤，清热不足，滋腻太过，致热伏血分，隐而不显，似乎“病愈”，实是“灰中有火”，遇暑热外袭，或起居不当，则引发伏热，导致复发。

鞠通重视“养阴”，在温病中重视顾护阴液，无疑是有积极意义的，但任何治则、治法，都有其适应时机和范围，不能程式化、教条化。临床治病亦与著书撰文不同，写文章需要有新颖的创见，需要以一定的“偏”来纠“偏”，但临床实践则不能“偏”，当根据病人的实际情况，选用适合的理论、治法和方药，加以变化，融会贯通。因为每一个具体的病人，都不可能完全按照理论的预设发病，病程也不可能按预设发展演变。故医者既要有丰富的理论素养，做到胸有成竹，又要在临证中“胸无点尘”，虚心以应物，才能活泼泼地不偏执一端。

【四维病机】阳明厥阴气营分，阳明热盛气津两伤，邪入厥阴心包。

乙丑二月十八日，岳，七十六岁。右脉大于左，滑而且数，舌苔老黄，渴欲凉饮。诊尺篇所谓尺肤热为温病者是也。法宜辛凉解肌，合芳香化浊。切忌辛温发表，甘热温里。

连翘（二钱），银花（二钱），藿香叶（钱半），薄荷（一钱），元参（钱半），牛蒡子（二钱），广郁金（二钱），杏仁泥（二钱），豆豉（二钱），芦根（三把）。

水三杯，煮一杯，日三服。

十九日，其人本有痰饮，又以客气加临，身热，苔黄，脉数，思凉，为温病。昨用辛凉、芳香，今日大便后，病势仍未除。仍须辛凉解散。《金匮》所谓先治新病，旧病当后治也，但当回护痰饮耳！

生石膏（四钱），杏仁粉（三钱），连翘（三钱），芦根（二钱），广郁金（一钱），牛蒡子（二钱），薄荷（八分），藿梗（钱半），生甘草（一钱）。

今晚、明早共三帖。

二十日，病势虽较前稍减，脉体亦小，黄苔亦彻。但寒从左升，热从阴分，寒少热多，颇似温疟。议白虎桂枝法，加青蒿等，使陷下之邪一齐涌出，庶不致缠绵日久，坐耗真元也。

煅石膏（三钱），知母钱炒黑（五分），甘草（一钱），桂枝（三钱），京米（一撮），青蒿（八分）。

二十一日，痰饮是本病，温热是客气。客气易退，本病难除。现在客气已减六七，胁下常痛。引痛，系痰饮为患。大温大凉，皆在难施之际。仍议以辛而微凉者，清不尽之邪，复以芳香降气，开痰止痛。如下半日渴思凉饮，仍如石膏三钱。

降香末（三钱），苏子霜（二钱），制香附（三钱），连翘（二钱），杏仁泥（三钱），银花（三钱），旋覆花包煎（三钱），广郁金（二钱）。

二十二日，脉静身凉，舌苔悉退，温热已尽。惟余痰饮胁痛，一以宣通悬饮立法。

生香附（二钱），降香末（三钱），广皮（钱半），旋覆花包（三钱），小茴香（三钱），半夏（四钱），苏子霜（二钱），广郁金（二钱），杏仁泥（三钱）。

甘澜水五杯，煮取二杯，分二次服，明早再一帖。

二十三日，今日大便后面微赤，脉微大，舌微苔，胸中热，思凉饮，又有余邪上泛之故。议芳香之中，仍稍加辛凉。

旋覆花包（三钱），杏仁泥（五钱），连翘（二钱），降香末（二钱），小枳实（三个），银花（三钱），生香附（二钱），郁金（二钱），芦根（三把）。

二十四日，犹有余热，舌苔未化，仍用前法。但小便不禁，去枳实。

二十五日，脉静身凉，惟头微热，余邪已去八九，一以宣肺透饮为主。须能入胁者宜之。

杏仁泥（三钱），郁金（二钱），茯苓（二钱），旋覆花包煎（三钱），藿梗（三钱），降香末（二钱），生香附（三钱）。

甘澜水五杯，煮成两杯，分二次服。

三月初四日，食复，脉弦细而滑，食后胁痛胀，舌苔重浊，不思食。其人本有痰饮，与两和肝胃法。

旋覆花包煎（三钱），青皮（钱半），广郁金（二钱），制香附（半钱），广皮炭（钱半），红曲（八分），降香末（三钱），半夏（三钱），神曲炭（二钱）。

初六日，脉虽安静，苔尚未化，未可恣意饮食。胁下刺痛，开胃兼宣肝络。

半夏（五钱），新绛纱（三钱），乌药（二钱），广皮（钱半），旋覆花包煎（三钱），归须（二钱），青皮（钱半），降香末（三钱），郁金（二钱），生香附（二钱），延胡索（一钱），小枳实（一钱）。

【解析】瘤疾又加卒病，一般先治卒病，后治痼疾，此为常法；但如果痼疾影响到了卒病的治疗，则须兼顾之，标本同治，亦不可不知；更有痼疾重且急而卒病轻，则先治痼疾，后治卒病，此变法也。医者当举一反三，灵活变通。

鞠通此案先治卒病，后治痼疾，次序有条不紊，整个过程进退有度，可堪师法。

唯初诊"脉滑且数，舌苔老黄，渴欲凉饮"，显系阳明气分热盛，可早用石膏，或银翘散、白虎汤合用，方可有济，故鞠通单用银翘散效果不显。后面用白虎加桂枝汤是扭转病情的关键一役，卒病缓解后，再转手治痼疾——痰饮阻于少阳，用香附旋覆花汤法治愈。

近贤赵绍琴教授指出，温病早用寒凉，有凉遏、冰伏之弊，洵为经验之谈。鞠通之所以慎用寒凉，固然有理，但热盛之时，若拘泥此说，又有贻误战机之虞，可见临证变化，当根据实际情况来定，不宜先存成见。"运用之妙，存乎一心"，非多年历练不可。

【四维病机】太阳少阳阳明卫气分，太阳风热外袭，阳明里热，少阳痰饮。

丙寅年二月十一日，章。头痛身热，脉芤数，口渴，自汗，喉痛，舌苔重浊而尖赤甚，温病也。势甚重，法宜辛凉，最忌发汗。

连翘（三钱），银花（三钱），麦冬（三钱），桔梗（三钱），桑叶（钱半），细生地（三钱），甘草（一钱），薄荷（八分），射干（二钱），元参（三钱），牛蒡子（三钱）。

今晚一帖，明早一帖。每帖两杯。

十二日，温热咽痛之极，阴本亏也。

桔梗（八钱），人中黄（三钱），马勃（三钱），牛蒡子（八钱），元参（八钱），连翘（六钱），射干（四钱），真山连（三钱），黄芩（三钱），银花（三钱），薄荷（二钱），荆芥穗（二钱），细生地（四钱）。

共为细末，分八包，一时服一包。芦根汤煎，去渣服。

十三日，大便通，咽痛减，脉渐静，不可躁急。

桔梗（三钱），麦冬（五钱），黄芩（一钱），银花（三钱），元参（五钱），连翘（二钱），射干（二钱），人中黄（一钱），丹皮（二钱），芦根（二根），黄连（一钱），细生地（五钱），白茅根（三钱），牛蒡子（三钱）。

煮两碗，分二次，今晚、明早各半帖。

十四日，脉静，痛止大半，小便未畅，余焰尚存，仍不可食谷。

细生地（五钱），连翘（二钱），射干（二钱），丹皮（三钱），银花（二钱），人中黄（钱半），元参（三钱），牡蛎（三钱），桔梗（二钱），黄芩（一钱），麦冬（六钱），真山连（八分）。

二帖共煎四碗，分四次服。今日两碗，明早两碗，明日午前服完。如服完后喉仍微痛，小便不畅，明晓再服一帖。如喉痛已止，小便亦畅，可少啜粥汤，静俟十六日换方服药。

十六日，脉静身凉，用一甲复脉汤。

炙甘草（六钱），大生地（六钱），阿胶（三钱），麦冬（五钱），白芍（六钱），麻仁（三钱），牡蛎（八钱）。

【解析】此案为感受温热毒邪而发，初起口渴、自汗、咽痛、脉芤数，已有气分热盛之象，愚意可予白虎汤化裁。鞠通仍守“始上焦、终下焦”之程式，起手以银翘散加减，偏重卫分之治，服后反而“咽痛之极”，遂改用普济消毒饮加减，方中不去芩、连，再加人中黄，说明已认识到泻火解毒的必要性，不可仅恃轻清之品。正因为用了这些苦寒之品，很快收到了“大便通、咽痛减、脉渐静”的效果。

鞠通在《温病条辨》中力陈“治上犯中”之诫，批评早用苦寒之弊，有“治上焦如羽，非轻不举”的名言，但也使自己及后学对芩、连的使用畏之过甚，不敢早用，这一倾向在温病的治疗中，应当纠正。鞠通在《温病条辨》中批评某些人“不求识证之真，而妄议药之可否，不可与言医也”，然而他自己也时常犯此"不议病而先议药"之失，可见知易行难！

普济消毒饮中，有升麻、柴胡、陈皮，鞠通认为当去之，其意盖虑此三味药升阳助火、辛燥伤阴，其实升麻在此不仅有升散之功，更有清热解毒利咽之效，不当去之。《神农本草经》谓升麻"主解百毒，杀百精老物殃鬼，辟瘟疫瘴气邪气虫毒"，强调其解毒治瘟之效。《金匮要略》之升麻鳖甲汤治"阳毒之为病，面赤斑斑如锦纹，咽喉痛，吐脓血"；《伤寒论》之麻黄升麻汤主治也有"喉咽不利、唾脓血"一症，可见升麻解毒利咽之功较优，在本案中正可赖以治"咽痛"，不宜减去。

【四维病机】太阳阳明少阴卫气营分，素体少阴阴亏，太阳风热毒邪外袭，阳明热毒内蕴。

初六日，赵。热病脉七至，烦躁无宁晷，谵语神昏，汗出辄复热，脉不为汗衰。《内经》所谓见三死不见一生，虽愈必死也。余向来见此症，每用一面大剂护阴清热，一面搜逐心包之邪，获效亦不少。但黄帝、岐伯所云之死症，谁敢谓必生，勉与玉女煎法。

生石膏（四两），次生地（八钱），知母（一两），麦冬（八钱），甘草（五钱），京米（一合）。

煮五杯，分五次服。外服紫雪丹。

初七日，温热未清，又加温毒，喉肿，舌肿，唇肿，项强，面色反青。伏毒不发，与痘科之闷痘相似，勉与代赈普济散。

一时许服一包，鲜荷叶边汤煎，其紫雪丹照旧服不可断，有好牛黄清心丸亦可服。

初八日，热病瘛疭，痉厥神昏，脉洪大而芤，与育阴潜阳，咸以止厥法。但喉舌之肿，未能一时消尽，可与代赈普济散间服，其紫雪丹仍用。

细生地（一两），麦冬连心（四钱），生白芍（五钱），钩藤钩（三钱），丹皮（四钱），生鳖甲（八钱），生牡蛎（八钱），犀角（三钱），黄芩（二钱）。

煮三杯，分三次服。

初十日，左脉洪而有力，右脉甚软，是温邪日久，陷入下焦血分无疑。古谓三时热病深入下焦血分者，每借芳香以为搜逐之用。仍用紫雪丹五分一次，约三次热退神清能言即止。

次生地（一两），丹皮（三钱），生鳖甲（六钱），生白芍（五钱），麦冬连心（五钱），生龟板（六钱），生牡蛎（六钱），生甘草（五钱），生阿胶（五钱，随后化入）。

十一日，汗已得而脉未静，宿粪已解而肿未消、神未清，其代赈普济散仍服一二次，紫雪丹仍服三五分，其汤药与重收阴气。

生白芍（五钱），细生地（一两），生甘草（五钱），连心麦冬（五钱），黄芩（三钱），生牡蛎研粉，煎汤代水（二钱）。

煮三杯，分三次服。渣再煎一杯，明日服。

十二日，汗出脉静身凉之后，甫过七八日时忽又身热，脉洪数有力，便涩，口渴思凉。乃余邪续出，以当日受邪之时，非一次也，并非食复、劳复之比。但久病不宜反复，恐气血不支也，与玉女煎法。紫雪丹三分一次，身热神昏瘛疭则服，否则止。

生石膏（八钱），生甘草（三钱），知母（五钱），细生地（五钱），麦冬（五钱），黄芩（三钱），京米（一撮）。

十三日，减石膏。

十四日，今日脉浮大，下行极而上也。

生石膏另煎，有热则加，知母（五钱），次生地（八钱），生鳖甲（五钱），生甘草（四钱），龟板（五钱），麦冬（六钱），生牡蛎（五钱），京米（一撮）。

头煎三杯，今夜服。二煎两杯，明早服。若能睡熟但令稳睡，不可呼之服药。

十五日，今日右脉已小，左脉仍壮，邪气又归下焦血分。先用紫雪丹以搜之，继之培阴清热。热淫于内，治以咸寒，佐以苦甘法。

知母（五钱），生甘草（四钱），生牡蛎（六钱），次生地（一两），丹皮（四钱），生鳖甲（六钱），黄柏（三钱），连心麦冬（六钱），生龟板（六钱），生白芍（三钱）。

煮五杯，今晚服三杯，明早两杯。

十六日，今日右脉复浮而大，犹思凉饮，暂与玉女煎法。其芳香搜逐邪浊之法，仍不能止。

生石膏（一两），知母（五钱），生甘草（四钱），次生地（六钱），麦冬（六钱），生鳖甲（六钱），京米（一合）。

煮四杯，分四次服。

十七日，今日右脉稍沉而小，左脉仍洪大而浮。余邪续出，神识反昏，微瘛疭肢厥，非吉兆也。舌上津液已回，大便甚通。自始至终，总无下法，只有护阴，一面搜逐深入之伏邪。

大生地（一两），生鳖甲（五钱），生甘草（四钱），丹皮（三钱），钩藤（三钱），生白芍（六钱），生牡蛎（五钱），麦冬连心（六钱），阿胶（三钱），生龟板（五钱）。

煮五杯，分五次服。

十八日，神清，不改方。

十九日，温毒日久，诸症渐减，惟脉未静，应照邪少虚多例，其不尽之邪，付之紫雪可也。

生白芍（四钱），钩藤（三钱），生鳖甲（五钱），大生地（八钱），麦冬（六钱），龟板（五钱），炙甘草（三钱），羚羊角（六钱），生牡蛎（五钱），丹皮（四钱），阿胶冲化（三钱）。

煮四杯，分四次服。

二十日，病虽渐退，伏热究未清楚。暂与少加清热之品。

生白芍（四钱），钩藤（二钱），次生地（一两），生甘草（三钱），羚羊角（三钱），丹皮（三钱），麦冬（六钱），生牡蛎（六钱），黄芩（二钱），生鳖甲（四钱）。

煮三杯，分三次服。

二十一日，犹有瘛疭，仍以少阳中求之，再用紫雪丹一钱，分二次服。

【解析】《素问·评热病论》谈阴阳交：“黄帝问曰：有病温者，汗出辄复热，而脉躁疾不为汗衰，狂言不能食，病名为何？岐伯对曰：病名阴阳交，交者死也。”之所以出现阴阳交的死证，是精气不足，正不胜邪，而邪热进一步入里伤阴，形成恶性循环。其治之法，当根据邪正盛衰而变化，仍须以刻刻顾护阴精为念。似此案育阴清热、凉营开窍、透邪泻火解毒，三法并进，缺一不可。鞠通能兼顾且灵活变化，显示出深厚的临床功力。

鞠通育阴清热及气血两清法，每赖以加减玉女煎，然多个医案都显示本方清热力量较轻，在顿挫病势、截断病情进展方面似有不足。余师愚之清瘟败毒饮法更胜一筹，其方以白虎汤、犀角地黄汤、黄连解毒汤三方化裁，与加减玉女煎相比，除剂量增大外，关键加用了苦寒泻火的黄连解毒汤、凉血解毒之犀角，是治疗气血两燔证的首选方。《全国名医验案类编》所选诸温病名家医案，在治疗气血两燔证时，均采用了清瘟败毒饮，而较少用加减玉女煎，即可佐证。

考余氏《疫疹一得》成书刻印于公元1794年，是年鞠通36岁，已涉足医林多年，且余、吴两人均在京都多年，同是温病名家，都有抗疫的经历，但医史未见二人交往的记载，令人费解。倘鞠通得知“清瘟败毒饮”一方，或有助于开拓思路，不轻弃苦寒泻火解毒之法，其学说可能更为圆融。

【四维病机】太阳阳明厥阴卫气营分，温毒蕴结表里，闭窍动风。

癸丑年七月初九日，刘，六十岁。温病误表，津液消亡。本系酒客，热由小肠下注，尿血每至半盆，已三四日矣。又亡津液，面大赤，舌苔老黄而中黑，唇黑裂，大便七日不下，势如燎原，与急下以存津液法。

大承气，减枳朴分量，加丹皮、犀角。原方失。

初十日，昨日下后，舌上津液已回，溺血顿止，与清血分之热。

焦白芍（四钱），犀角（四钱），麦冬（四钱），丹皮（五钱），银花（五钱），细生地（五钱），生甘草（二钱），天冬（二钱）。

十一日，照前方。

十二日，前方加麻仁三钱。

十三日，照前方服四帖。

十七日，邪去七八，已能进粥，阴虚甚于余邪。用复脉法，复脉汤去参、桂、姜、枣，二帖。

十九日，照前方加生牡蛎、生鳖甲，二帖。

二十一日，照前方又加生龟板，服二十一帖。

八月初十日，照前方又加海参二条，鲍鱼片五钱，服二十帖。予复脉汤收功。

【解析】温病亡血、亡津液，亦同伤寒太阳病“若发汗，若下，若利小便，此亡津液，胃中干燥，因转属阳明”，二者殊途同归，均可发展成阳明热结腑实证。《伤寒论》有三承气法，尤以大承气急下存阴、力挽狂澜为最；《温病条辨》则有五承气之变化，继承中有创新。本案“舌苔老黄而中黄，唇黑裂，大便七日不下”，当急下存阴，不可因循延误，鞠通此时果断予大承气汤，有胆有识！得下利后则转手凉血清热，继以滋阴复脉。治疗颇为顺利，其关键就在于初诊早用峻下之法。若株守增液汤法，恐缓不济急，势如燎原矣！

鞠通似此果断应用大承气的医案并不多见，多首选增液汤，但于此案可见鞠通亦善学仲景者也。

【四维病机】阳明少阴气血分，阳明热结腑实、少阴动血耗津。

癸丑年七月初一日，史氏，二十七岁。温热误汗于前，又误用龙胆草、芦荟等极苦化燥于后，致七月胎动不安，舌苔正黄，烂去半边，目睛突出眼眶之外，如蚕豆大，与玉女煎加犀角。以气血两燔，脉浮洪数极故也。

生石膏（四两），知母（一两），炙甘草（四钱），犀角（六钱），京米（一撮），细生地（六钱），麦冬（五钱）。

初二日，烦躁稍静，胎不动，余如故。照前方再服三帖。

初五日，大便不通，小便数滴而已，溺管痛，舌苔黑，唇黑裂，非下不可。虽有胎，经云：有故无殒，故无殒也。

生大黄（六钱），元明粉（四钱），川朴（一钱），枳实（一钱）。

煮两杯，分二次服，得快便即止。

初六日，下后脉静身凉，目睛渐收，与甘寒柔润。

初十日，复脉汤去阳药。

十四日，复脉加三甲。

二十日，服专翕大生膏十二斤，至产后弥月方止。

【解析】妊娠又感温热毒邪，是以治外感为先，还是养胎为先？或者二者兼顾？一般医者，往往顾虑颇多，不敢放手祛邪，多是在治温病方中掺入养血安胎之品，以防病家非议，甚或不敢承担，用药轻描淡写，既不注重祛邪，也不专心补养，两边讨巧而不著力，进则以求幸中，退又能保全自身。这种明哲保身的作风，与鞠通敢于承担，一心为病家的精神，不啻天渊之别！

此案吴氏能不避伤胎之物议，而以大承气汤急下存阴，胆识俱足，令人叹服！唯仍反对用苦寒之品，且谓"误用龙胆、芦荟等极苦化燥"。就事实而论，单用苦寒效力当然不足，但有甘寒、咸寒相伍，清热力足且不致伤阴，苦寒之品当不致畏避如此。故愚以为初诊用清瘟败毒饮，当较玉女煎法为优。

【四维病机】阳明少阴气血分，阳明热结腑实、少阴血热阴亏。

癸丑年六月二十六日，赵，五十五岁。体瘦无子，过服桂、附，津液枯燥。于二十二日得温热，自服补中益气汤三帖，致邪无出路，服辛凉轻剂二帖，竹叶石膏汤三帖，至七月初二日，烦躁不寐，并不卧床，赤身，满地混抓，谵语，干热无汗，舌黄，与调胃承气汤加元参一小剂，得大便少许，随出赤红疹数十枚，少安半日，其症如前，与沃阴之甘凉法。二、三日大躁大狂，又与调胃承气汤一小帖。又出疹数十枚，又少安，热总不退，脉总不静。如是者前后共下十三次，出疹十三次。而后脉静身凉，服复脉汤七帖，后作专翕大生膏半料，计十二斤，半年后始复原。此证原案已失，故不备载，举其大略，以备一法。

【解析】鞠通在《温病条辨》中焦篇33条云："阳明温病，下后脉静，身不热，舌上津回。十数日不大便，可与益胃增液辈，断不可再与承气也；下后舌苔未尽退，口微渴，面微赤，脉微数，身微热；日浅者亦与增液辈；日深舌微干者，属下焦复脉法也。勿轻与承气。"并自注曰："俗医必谓邪气不尽，必与再下，在又可法中，亦必再下。不知大毒治病，十衰其六，但与存阴退热，断不误事。"此论头头是道，力倡"存阴退热"，似乎远胜又可。

然观此案，鞠通前后共用下法十三次之多。且每次下后出红疹，少安半日，其症如前。鞠通与沃阴之甘凉法，则大躁大狂，无奈再与调胃承气汤。反反复复，"热总不退、脉总不静"，何以如此？一方面，鞠通用下法比较谨慎，每次用调胃承气量很少，仅一小帖，二者对自己提出的"存阴退热"法较为执著，但患者用了养阴反而不久复狂躁，值得我们反思。愚以为，养阴之品多滋腻，有恋邪之弊，不利于温邪之透泄，若夹有湿邪，其弊更甚。养阴是否一定能退热？未必！对于阴虚为主者，养阴确能退热；对于热盛或有形之邪积滞，养阴则可能恋邪、助邪，不可不知。鞠通胸中先存一"数下亡阴"之成见，不利于除邪务尽。

沈仲圭先生对吴鞠通用增液汤攻下有不同意见。他说："此方仅适应于温病瘥后，用以滋阴清热，若高热昏谵之际，非特不能通便，且恐滞腻之物，反足助邪生病耳。《温病条辨》中焦篇‘增液汤主之’句下，复赘‘服增液汤已，周十二时观之，若大便不下者，合调胃承气汤微和之’四句，默体鞠通心理，殆亦知通幽荡积，非增液所能……或问：‘吴氏此方，虽不能通便，却可增液，温病之便秘，犹舟楫之搁浅，增液则通便，亦犹舟得水而前进焉。’答曰：‘所谓增液者，增大肠水液也，换言之，即取身外水份，稀释身内燥火之意，疗法中具此种作用者，唯盐类下药，温水灌肠，足以当之，增液无能为也。’此种偏重理想之谈，实为中医衰落之一因，学者持此观念以治医，则魔障重重矣。”

由此看来，著书是著书，尽可以指责前人之非，议论宏阔，但临证是临证，前人的经验必有可取之处，不能一概否定。鞠通此案，正好为他所批评的吴又可的学说提供了佐证，证实了数下之法是由成功的实践经验而来。愚体会：读书更要读案，即所谓听其言又要观其行，否则易为偏激之言所左右，“尽信书不如无书”矣。

【四维病机】阳明少阴气血分，阳明热结腑实、少阴动血耗阴。

王，三十八岁。温病狂热，大渴引饮，周十二时饮凉水担余，癫狂谵语，大汗不止。每日用白虎汤合犀角地黄汤，石膏用半斤，日服二帖。外用紫雪一两有余，间服牛黄清心丸五六丸。如是者七八日，热始渐退，药渐减，后以复脉汤收功。

【解析】此案较简，症状亦典型，为阳明疫毒气血两燔证，鞠通用以白虎汤合犀角地黄汤，石膏每帖用半斤，一天两帖，即是每天服一斤石膏，用药有胆识！愚意大剂清瘟败毒饮亦可用。

【四维病机】阳明少阴气血分，气血两燔、伤阴扰神。

陆[1]，四十二岁；李[2]，五十八岁；陈氏[3]，七十岁。以上三人，六脉全无，目闭不言，四肢不动，宛如死去。有一日一夜者，有二日者，有三日者，有手足不温，亦不甚凉者，有凉如冰者，有微温者，诚如吴又可所云：体厥、肢厥之证，佥用紫雪丹陆续灌醒，继以复脉汤收功，方不暇收全，故总叙大意。

注:[1]陆、[2]李、[3]陈氏：此三案，全本收在风温篇中。

【解析】《伤寒论》云"热深者厥亦深"，此案之神昏肢厥，当是热毒内闭、气血滞塞，不能外达致厥，用紫雪丹清厥阴热并开窍醒神，则神清厥回，继以复脉汤补真阴以图本。中医自古以来都不乏抢救危急重症的成功案例，并不是"慢郎中"，可惜近代中医的急诊阵地逐渐萎缩，恩师任继学教授一生为中医急诊学的建设而努力，主编《中医急诊学》，吾辈后学当"为往圣继绝学"，发挥中医在急症中的优势作用！

【四维病机】厥阴少阴营血分，热毒致厥、真阴亏虚。

己丑三月十四日，继，四十岁。温热最忌通阳发汗，误汗则邪入心包。现在病已九日，谵语癫狂，六脉沉弦，仍然大渴思凉，起卧不安，谓之阳症阴脉，难治。

生石膏（四两），知母（四钱），连心麦冬（五钱），细生地（五钱），犀角（三钱），炙甘草（三钱）。

煮成三杯，分三次服。外服紫雪丹四钱。

十五日，照前方再服一帖，仍服紫雪丹二钱。服汤药二帖，汗出疹出，热退。服紫雪丹六钱，神清。

【解析】此案误汗伤阴动火，热邪内陷，气营同病，故以加减玉女煎加犀角两清气血，紫雪凉营开窍，方得挽回。喜用温药者，读此案亦当时时自惕。

【四维病机】阳明少阴气血分，气血两燔、伤阴扰神。

温疫者，厉气流行而兼秽浊，户户皆然，如役所使也。是症也，悉从口鼻而入，先病手太阴而后延布三焦。治法一以护阴、清热、逐秽为主。然法者，规矩也。规矩不能使人巧，巧用在人也。今于其证中之有证者，先生则法中之有法。病见极重之证，方施至重之方，然未尝有一毫护此失彼之弊。如案中王、赵、史、刘数姓之疴，非先生胸有定见，法施奇绝，安望其生耶？真乃运用之妙，存乎一心，岂庸手所能乎！至于精微妙旨，善读者细玩案中，自知其妙，予不敢再加妄论也。（舒配瑭）

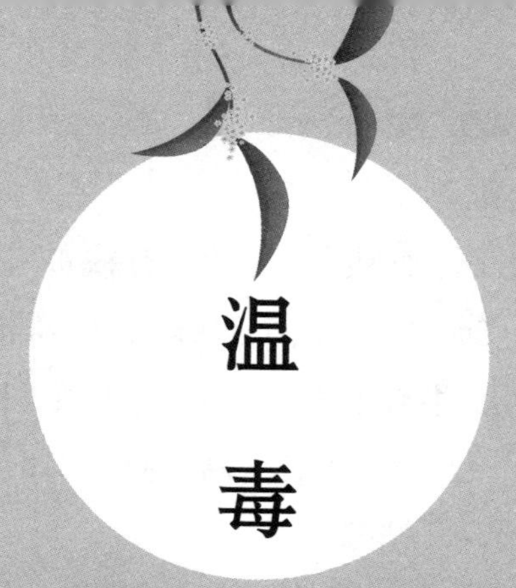

温毒

甲子五月十三日，刘。面赤肿，喉痛，身热，自汗，舌黄，温毒也。

马勃（三钱），银花（六钱），牛蒡子（六钱），荆芥穗（二钱），元参（六钱），薄荷（钱半），人中黄（二钱），桔梗（五钱），连翘（六钱），射干（二钱），板蓝根（三钱），桑叶（六钱）。

共为粗末，分七包，一时许服一包，芦根汤煎，去渣。

十四日，照前方法。

十五日，即于前方内加黄连二钱、黄芩三钱。

【解析】面部赤肿，似为“大头瘟”，用普济消毒饮治疗，亦为对证之常法，当有效。初诊已有自汗、舌黄，热毒已入气分，故初起不宜去黄连、黄芩。

【四维病机】三阳合病卫气营分，温毒充斥表里、营卫壅滞。

甲子五月十一日，某。温毒喉痛，发疹，腿酸痛甚，重症也。须用急急轻扬法，恐其聚而为灾也。

马勃（五钱），射干（五钱），薄荷（五钱），元参（一两），荆芥穗（六钱），桔梗（一两二钱），僵蚕（五钱），板蓝根（三钱），银花（一两），连翘（一两二钱），牛蒡子（八钱），人中黄（四钱）。

共为粗末，七钱一包，一时服一包，周十二时服十二包，服完再作服，芦根汤煎，去渣服，二帖愈。

【解析】温毒喉痛、发疹，若是一般乳蛾喉痛、风痧之类，则鞠通此方较为合适，若是烂喉痧，恐此类轻浅之药，无异于隔靴搔痒。故中医不仅要强调辨证，辨病亦甚为重要，观仲景《伤寒论》，每篇首均冠以"辨某某病脉证治"，病在前，证（症）在后，可知仲景亦强调辨病。须认得清病，方能知预后吉凶，胸中有数，预先防护，不致于疲于应付。喉痛、发疹、腿酸痛甚，是麻疹、斑疹伤寒，还是猩红热、登革热？不同疾病中医治疗的方法差别较大，鞠通未能明确分辨，一概称之为"温毒"，诊断和治疗上缺乏针对性，似嫌粗率。

何廉臣先生在《重订广温热论》中对温毒进行了详细的辨病、辨证论治，可以补鞠通之不足，现选录于下。

一、温毒痄腮及发颐：初起咽痛喉肿，耳前后肿，颊肿，面正赤；或喉不痛，但外肿，甚则耳聋，口噤难开，俗名大头瘟、虾蟆温者是也，加减普济消毒饮主之，或用代赈普济散，一日五六服，或咽下或含漱，最效；荆防败毒散加金汁，亦妙。外肿处帖水仙膏……若热毒炽盛，神昏谵语者，必须清凉解毒，芳香宣窍，如伍氏凉血解毒汤、费氏清火解毒汤之类，加瓜霜紫雪丹主之。若热结便闭、神昏痉厥者，必须大剂凉泻，拔萃犀角地黄汤，加金汁、元明粉主之……此症凡用疏散，须防化燥……凡用清凉，须防冰伏，必佐活血疏畅，恐凝滞气血也。

二、温毒发斑：不因失汗、失下，初起脉浮沉俱盛，壮热烦躁，起卧不安，外或头面红肿，咽喉肿痛，吐脓血，面赤如锦纹，身痛如被杖，内则烦闷呕逆，腹痛狂乱，躁渴，或狂言下利。如是而发斑者，点如豆大而圆，色必紫黑而显，胸背腰腹俱稠……斯时而任白虎之化斑、犀角大青之解毒，邪毒得凉而愈郁，反致不救；唯下之则内壅一通，邪气因有出路，斑毒亦从而外解矣。治法唯紫草承气汤、拔萃犀角地黄汤二方合用，加金汁、皂角刺最效。病势极重者……用十全苦寒救补汤，生石膏加重四倍，循环急灌，一日夜连投多剂，病患陆续泻出极臭之红黑粪，次日舌中黑瓣渐退，始渐轻减……至其辨法，发斑红赤者为胃热，紫为胃伤，黑为胃烂也……

三、温毒喉痧：俗称烂喉痧，多发于春冬之际，不分老幼，遍相传染，发则始必恶寒，后但壮热烦渴，斑密肌红，宛如锦纹，咽喉痛疼肿烂，或红肿而痛，或但痛不肿不红，甚则白腐喉烂：微者饮食如常，甚则胸痞咽阻不能食。……其症虽一团火热内炽，而表分多风邪外束。医家见其火热甚也，率投以犀、羚、芩、连、栀、柏、膏、知之类，寒凉强遏，辄至隐伏昏闭，或喉烂废食，延挨不治；或便泻内陷，转眼凶危。

治法：初起时，急进解肌散表，使温毒外达，如刘氏桔梗汤去黄芩，加紫草、丹皮、栝蒌皮、川贝母之类，或加减普济消毒饮去板蓝根，加紫花地丁、野菊叶、大青、苇茎之类……痧点隐约不透者，可暂用以透达，见痧点后，切不可用。如冬天寒甚，痧毒因外寒束缚，而不得透出者，暂用蜜炙麻黄，少则三分，多至五分，但取轻扬之性，以达毛窍；往往一剂立见，见后切勿再用……其次即当下夺……下药首推风化硝、生锦纹……其方如陈氏四虎饮、拔萃犀角地黄汤，加元明粉、金汁之类，最效。其用下之法，略如吴又可治疫之意，必大便行过数次，脉静身凉，苔转薄白，饮食渐复，然后内无留邪，火不复炽矣。

何氏将温毒大致分为三类：温毒痄腮及发颐（大头瘟）注意疏散中寓以清解，重视气血流通，而温毒发斑则重视攻下，烂喉痧则解肌透表、攻下、气血两清相时而用。可见，同是鞠通所言之“温毒”，病机和治法差异较大，病情重者，误用则祸不旋踵，不可不详加辨别。

本案用普济消毒饮而愈，则以大头瘟可能性大。此治法亦是鞠通常规，然总觉其治法不够精细。

【四维病机】三阳合病卫气营分，温毒充斥表里、营卫壅滞。

甲子五月十一日，王女，二十三岁。温毒颊肿，脉伏而象模糊，此谓

阳证阴脉。耳、面目前后俱肿。其人本有瘰疬，头痛，身痛，谵语，肢厥，势甚凶危，议普济消毒饮法。

连翘（一两五钱），牛蒡子（八钱），银花（两半），芥穗（四钱），苦梗（八钱），薄荷（三钱），人中黄（四钱），马勃（五钱），元参（八钱），板蓝根（三钱）。

共为粗末，分十二包，一时许服一包，芦根汤煎，去渣服。肿处敷水仙膏，用水仙花根去芦，捣烂敷之，中央留一小口，干则随换，出毒后，敷三黄二香散。

方开后：

黄连（一两），黄柏（一两），生大黄（一两），乳香（五钱），没药（五钱）。

右用极细末，初用细茶汁调敷，干则易之，继用香麻油调敷。

十二日，脉促，即于前方内加生石膏三两，知母八钱。

十三日，即于前方内加犀角八钱，雅连三钱，黄芩六钱。

十四日，于前方内加大黄片五钱。

十五日，于前方内去大黄，再加生石膏一两。

十六日，于前方内加金汁半茶杯，分次冲入药。

十八日，脉出身壮热，邪机向外也。然其势必凶，当静以镇之，勿事慌张，稍有谵语即服牛黄清心丸一二丸。其汤药仍用前方。

二十日，肿消热退，脉亦静，用复脉汤七帖，痊愈。

【解析】大头瘟已出现谵语，"势甚凶危"，然鞠通初起仍守普济消毒饮轻清宣透之法，二诊未好转则加用大剂之白虎汤，说明开始的轻扬之剂未能阻止病势发展，何也？鞠通初起常畏苦寒之品而不用，谓之“凉遏”，若执此念，不管是否已有里邪，仍墨守成规，固守先表后里、由上焦而及中下之定法，不敢早用、重用清里热之品，往往贻误战机，不得不随病邪之深入而应对之，虽曰“方随证转”，亦不免做焦头烂额客矣。不如初起即细察病机，当机立断，不为固定套路所囿，早用表里双解，往往可缩短病程。

【四维病机】三阳、厥阴卫气营分，温毒充斥表里、内陷心包。

乙丑七月十一日，王，三十三岁。温毒发斑，时在初秋，盛暑未消，何妄用大汗大下之伤寒六经法，悖谬已极。右脉洪大芤甚，汗太甚。急急重用化斑汤。

生石膏（四两），细生地（一两），知母（二两），京米（一两），炙甘草（一两），犀角（五钱）。

水八茶碗，煮成三茶碗，分三次服，渣再以水五碗，煮成两碗，夜间明早服，至巳前完。

【解析】温毒发斑，大汗、大渴、脉洪大而芤，用化斑汤气血两清，鞠通论治甚当，但把误用大汗、大下归咎于“伤寒六经法”，是责所非责，其误乃不善学伤寒六经法之误，非伤寒六经法误人也。试问：伤寒六经法何时教人不辨表里，妄行汗下？仲景于《伤寒论》中屡屡罗列误汗、误下等变证，是教人辨证清楚才能使用，而不是根据病期等机械套用。鞠通不应将庸医之误归罪于仲景六经之法。

【四维病机】阳明气血分，温毒两燔气血。

史，二十二岁。温毒三日，喉痛胀，滴水不下，身热脉洪数，先以代赈普济散五钱煎汤，去渣漱口，与喉噙化。少时，俟口内有涎多，即控吐之。再漱、再化、再吐，如是者三五时，喉即开，可服药矣。计用代赈普济散二两后，又用五钱一次与服，每日十数次，三日而喉痛止，继以玉女煎五帖，热全退后用复脉汤七帖收功。

代赈普济散方：主治温毒、喉痹、项肿、发疹、发斑、温痘、牙痛、杨梅疮毒、上焦一切风热、皮毛痱痤等证。如病极重者，昼夜服十二包，至轻者服四包，量病增减。如喉痹滴水不下咽者，噙一大口，仰面浸患处，少时有稀痰吐出，再噙再吐，四五次喉即开。服药后如大便频数，甚至十数次者，勿畏也，毒尽则愈。如服三五次，大便尚坚结不通者，每包可加酒炒大黄五六分，或一钱。

苦桔梗（十两），牛蒡子（八两），炒黄芩（六两），人中黄（四两），荆芥穗（八两），银花（十两），蝉蜕去足（六两），马勃（四两），板蓝根（四两），薄荷（四两），元参（十两），大青叶炒黑（六两），生大黄（四两），连心连翘（十两），僵蚕（六两），射干（四两）。

右药为细末，每包五钱，小儿减半。瓷瓶收好，勿出香气。

按：此方用东垣普济消毒饮，去直升少阳阳明之升麻、柴胡，直走下焦之黄连，合化清气之培赈散，改名曰代赈普济散，大意化清气、降浊气，秽毒自开也。方名代赈者，凶荒之后，必有温疫，凶荒者赈之以谷，温疫者赈之以药，使贫者，病者，皆得食赈。故方名代赈也。

【解析】代赈普济散，为吴氏治温毒之通治方，用药如清咽栀豉汤（《疫喉浅论》）之类，夏春农用于初起卫表之邪不解，为辛凉解表兼用解毒之法，若是气血两燔之证，此方不可用。鞠通用化斑汤或玉女煎，不如清瘟败毒饮为佳，后者加入苦寒泻火之黄连解毒汤，而鞠通力避苦寒，畏其化燥，此知其弊而不善用其利，不够通达。

鞠通用代赈普济散，不用升麻、柴胡，畏其升散助火伤阴，是否恰当？升麻、柴胡自金元以后，医家皆云升散，不知升麻本有解毒之功，《本经》谓“主解百毒，辟瘟疫”，仲景之麻黄升麻汤、升麻鳖甲汤，咸赖以解毒，清胃散用升麻，亦取其清热解毒，更何况后人多用升麻葛根汤治疗麻疹。鞠通认为升麻系升散之品，弃而不用，惜哉！

代赈普济散，为鞠通赖以解温毒之常规，广泛用于“温毒、喉痹、项肿、发疹、发斑、温痘、牙痛、杨梅疮毒、上焦一切风热、皮毛痱痤”等证，后面痘疹、杨梅疮医案可证之，后世解毒良方又有六神丸等，二者如何区别应用?

六神丸由牛黄、麝香、冰片、珍珠、蟾酥、雄黄等六味中药组成，用于烂喉丹痧，咽喉肿痛，喉风喉痈，单双乳蛾，小儿热疖，痈疡疔疮，乳痈发背，无名肿毒等。此类方（片仔癀、梅花点舌丹等）解毒祛腐、透络消肿，以毒攻毒，其药多偏于治里，与代赈普济散表里双解不同。但其解毒之功，一般草木之品与其不可同日而语，应当引起重视！

解毒法治疗温毒、温疫，举例以证之。

1. 2003年非典型性肺炎流行，广东省中医院一护士长不幸感染，高热，喘促，无创通气与激素等西药齐用，中医施以温病清热化湿之方，病势日危一日，乃请恩师邓铁涛教授会诊。邓铁涛教授予仙方活命饮加减，护士长终得救治。解毒法用于瘟疫，其效较一般温病治法为优（其案当年《中国中医药报》亦刊载，可查）。

2. 2003年非典，吉林省一流行病学专家不幸感染，病势迅猛，不数日胸片两肺已经实变，但其人固执地认为中医“不科学”，拒服汤剂。恩师任继学教授会诊，无奈之下，唯用梅花点舌丹口服，三日后肺部影像好转。获救后该专家专程登门行大礼表示感谢。

3. 2020年末，深圳一名30岁男子发热近一月不愈，多家医院检查，不明原因，某三甲医院查白细胞降低，疑为白血病，拟行骨髓穿刺，所幸科室主任及家属均不同意，请余会诊。症见身重、咽痛、右颈部淋巴结肿大疼痛、舌苔浊腻，愚以汤剂蒿芩达原饮合上焦宣痹汤加减，并配合六神丸内服，如意金黄散外敷以解毒，一周热退肿消。

可见，温病之解毒法不能局限于普济消毒、代赈普济之类，外科及喉科之仙方活命饮、四妙勇安汤、六神丸、梅花点舌丹、如意金黄散等，亦可采撷而用，病机相同，何须强分内、外科?

【四维病机】三阳、少阴卫气血分，温毒充斥表里，耗伤阴液。

丁卯五月初十日，李，年四十岁。周身斑疹，夹紫黑痘数百枚，与代赈普济散，日五两，服至七日后愈。

甲寅四月二十日，戴氏。感受秽浊，满面满脊杨梅密布，与代赈普济散，每日六两，九日消尽。

乙酉五月二十日，徐，五十一岁。因温毒而发天行杨梅疮，脉弦，兼有外风。代赈普济散，每日服三包，每包五钱，加土茯苓五钱，煎三杯，分二次服，日共六次，服至半月后痊愈。

甲辰四月，陈，三十二岁。温热面赤，口渴烦躁六七日，壮热大汗，鼻衄，六脉洪数而促，左先生用五苓散，双解表里，余曰：此温病阳明经证也，其脉促，有燎原之势，岂缓药所能挽回？非白虎不可。

生石膏末（八两），知母（一两），生甘草（五钱），粳米（二合），白茅根（一两），柏叶炭（八钱）。

煮四碗，分四次服。尽剂而脉静身凉。

按:《脉经》谓数而时一止曰促，缓而时一止曰结。按古方书从无治促、结之明文，余一生治病，凡促脉主以石膏，结脉主以杏仁。盖促为阳属火，故以石膏得肺胃之阳；结脉属阴，乃肺之细管中块痰，堵截隧道而然，故以杏仁利肺气而消块痰之阴，无不如意。然照时人用药，石膏用七八钱，杏仁用三五钱，必无效反滋惑也。吾尝谓未能学问思辨，而骤然笃行，岂非孟浪之极？既已学问思辨，而不能笃思，岂非见义不为无勇乎！

【解析】面赤、口渴、大汗、壮热而烦、脉洪数而促，鞠通以白虎汤治之，鼻衄为浅表之络被热所伤，加茅根、柏叶凉以止之，故可愈。

按《伤寒论》中大汗、大烦渴，当用白虎加人参汤，而非白虎汤。然此为温毒炽盛，用人参恐助热毒，故愚意可以沙参代人参，以免甘温助火。另外，本案生石膏用八两（240克）之巨，令人挢舌。从此亦可见鞠通用药并非一味轻灵，而是能举重若轻，可谓善用石膏者也！

【四维病机】阳明气血分，热盛伤津伤络。

丁亥八月廿九日，庆，十岁。温疠，头面俱肿，清窍皆疮，喉痹，谵语，斑疹不透。误用三阳经通阳表药，以致危险，急与开提肺气，化清窍中浊气。

代赈普济散十包、一时许服一包，芦根汤煎，去渣服。每包加黄酒炒生大黄片五分。

紫雪丹二钱，分二次服。服代赈普济散五包，下黑粪甚多。

廿八日，温毒，昨用辛凉化浊，虽见小效，火势毒未化全，今日仍用代赈普济散十包，一时许服一包，煎法如前。噙化一半，噙化之稀涎随汤吐出勿咽。其一半饮之，每包俱如此法。

廿九日，温毒火势稍减，火毒尚重。仍用代赈普济散十包，一时许服一包，半漱半咽如前法。又按：大凡阳盛者，阴必伤。五谷半受风日之悍气，半受雨露及湿土之精气，故其益于人也。悍气走皮毛而补卫，精气走肾而补五液。热病所以忌之者，逐其悍气也。幼孩阴本未充，又感温热伤阴，是阴重伤矣。既禁其食，恐其助邪，不得不急护其阴以配阳亢，退舌之干绛。

细生地（三钱），元参（六钱），连心麦冬（三钱），生石膏（一两），知母（三钱），丹皮（三钱），炙甘草（钱半），犀角（二钱），京米（一撮）。

煮两杯分四次，与代赈普济散间服。

九月初四日，病退八九，脉小而静，并无邪征。虽不更衣，断不可下。惟唇赤、舌赤未退，议清血分余热。

细生地（五钱），犀角（二钱），丹皮（三钱），生白芍（三钱），元参（三钱），麦冬（六钱），酒炒黄芩炭（二钱），生甘草（钱半）。

煮三杯，分三次服。

初五日，照前方仍服一帖。

初六日，诸症悉减，与复脉汤复其阴。

人参（一钱），桂枝（二钱），连心麦冬（三钱），生地（四钱），麻仁（三钱），阿胶（二钱），炙甘草（二钱），生姜（一钱），大枣去核（三枚）。

七帖收功。

【解析】头面俱肿、喉痹、斑疹不透，用代赈普济散之辛凉苦寒以透泄热毒，配合化斑汤以气血两清，俱属方证相合，宜其有效。唯末诊之复脉汤，即仲景之炙甘草汤，方用有人参、桂枝之类，辛甘而温，似乎投之嫌早，因为"炉烟虽熄，灰中有火"，初五日才用化斑汤，初六日即用此温补之品，似应慎重。吾辈临床当审慎选择，不可依样画葫芦。

【四维病机】三阳、厥阴卫气血分，温毒充斥表里，动血闭窍。

丁亥九月初三日，台女，十九岁。燥气化火，经水适来，以致热入血室，其人如狂，右脉洪数有力，舌短而干，津液消亡，大渴思凉，大便闭，勉与玉女煎合化斑汤法，急救津液而去血室之热。

生石膏（二两），犀角（二钱），丹皮（二钱），细生地（五钱），元参（五钱），连心麦冬（五钱），炙甘草（钱半），黄芩（五钱），炒知母（四钱）。

煮三杯，分三次服。外紫雪丹二钱，分二次服。

初四日，即于前方内加石膏至成四两，丹皮加三钱，再服一帖，去紫雪丹。疹未透，喉痛，烦躁，与代赈普济散五包，一时许一包。三包后，服汤药一杯，散药五包，汤药三杯，共八次，服至明日申正令完。

初五日，热入血室，十一日不大便，疹已透，烦躁谵语，与桃仁承气汤法。

桃仁泥（四钱），元参（一两），生大黄片酒炒半黑（五钱），细生地

（六钱），归尾（二钱），元明粉（二钱），炙甘草（三钱）。

煮三杯，先服一杯。不大便再服第二杯，得快便止后服。

初六日，温毒便闭，十日外，下后脉不静，热不退，仍有烦躁谵语，惟舌回润耳。右脉沉而有力，尚有宿便粪未净。今日不可连下，且与养阴。

细生地（五钱），元参（四钱），连心麦冬（四钱），生白芍（四钱），牡蛎（五钱），炒黄芩（二钱），炙甘草（三钱），丹皮（三钱）。

煮三杯，分三次服。外紫雪丹二钱，如谵语多则多服，少则每服五分。

初七日，温毒喉痛，舌謇难言，苔黄厚而干，脉数急，谵语，危症也。急化清气。

代赈普济散十包。每药一包，噙化一半，咽下一半，以喉不痛为度。

初八日，仍旧十包。

初九日，仍十包。外紫雪丹一钱。

初十日，温病，喉痛止而咳嗽声哑，食生冷太多，寒热相搏之故。急以开提肺气为要。

生石膏（二两），苦桔梗（五钱），连心麦冬（三钱），杏仁泥（三钱），姜半夏（三钱），芦根（三钱），生甘草（二钱）。

煮三杯，分三次服。不甚效。

十一日，温疠，喉痛已止。又因性急，多食冷物，寒热相搏，致令喉嗄，舌绛，又起干黄苔。

生石膏（二两），元参（五钱），牛蒡子（三钱），杏仁泥（三钱），连

心麦冬（四钱），人中黄（二钱），苦桔梗（五钱），芦根（五钱）。

煮三大茶杯，分三次服。效。

十二日，已效，余热不尽，再服一帖。

十三日，减石膏，再服二帖。

十五日，舌上津液已回，黄苔退净。惟喉哑未甚开，痰声重浊。议于原方内去补津液之麦冬，加透肺气之苏叶。

生石膏（二两），苦梗（三钱），甘草（三钱），姜半夏（五钱），苏叶（二钱），芦根（三钱），杏仁泥（五钱）。

煮三杯，分三次服。二帖。

【解析】热入血室，其人如狂，大便闭，瘀热内结形成"蓄血证"，宜用《伤寒论》之桃核承气汤加减，但其舌短而干、大渴思凉，说明津液大伤，如果再单纯用下法，恐阴液不支，故鞠通首诊用玉女煎合化斑汤，有护阴之义。但此法为迫不得已之变通法，是否最贴合病情？观后面鞠通仍用桃核承气，推测其意为阴液渐充，可用下法。愚意可以桃核承气汤合增液汤，一方面使瘀热有出路，一方面下不伤正，是否妥帖？求教于高明。

鞠通用桃核承气汤下后，"脉不静，热不退，仍有烦躁谵语……尚有宿便粪未净"，但他认为不可连下，且与养阴。这与仲景又可用下法不同，愚意以为下后热仍不退，且脉沉有力，如果兼有腹部拒按，仍是一派腑实证，仍可再下。正如吴又可说下法是为泄热，不能拘于是否"结粪"。下后实邪未除，而鞠通急于养阴，是"实以虚治"，于医理欠通。

清解、养阴、透疹、攻下，是治温毒常用的大法，就每个治法的使用时机和先后次序与如何配合使用而言，医者应当根据具体的病情变化灵活变通，不能用一个通用的"套路"来应付。知常达变，正是仲景《伤寒论》之精髓。

【四维病机】阳明气血分，温毒两燔气血、瘀热兼腑实内结。

戊子二月廿八日，赵，二十岁。温毒斑疹不透，喉外肿内痛，右脉洪数，渴甚思凉。

生石膏（一两），银花（五钱），连翘（五钱），酒炒生大黄（钱半），苦梗（五钱），芥穗（三钱），牛蒡子（三钱），元参（六钱），马勃（二钱），人中黄（二钱），僵蚕（三钱），蝉蜕去头、足（三钱）。

共为粗末，分六包，一时许一包，芦根汤煎，去渣服，明日午前令完。

廿九日，照前方仍服一帖。

三月初一日，复诊，照前方每味减半，分五包，二时服一包，法照前，明日午令完。

初二日，照昨日方法。

初三日，照原方一半，做四包，如昨日服。又温毒未净，肿未全消，加玉女煎一帖。

生石膏（二两），元参（三钱），麦冬（三钱），细生地（三钱），知母（三钱），黄芩（三钱），生甘草（钱半）。

浓煎二杯，夜间代茶。

初四日，温毒大减，热未全退，脉犹洪数，舌干，老苔未退，津液未回，宜少吃。

生石膏先煎代水（四两），元参（五钱），麦冬（五钱），细生地（五钱），知母（四钱），丹皮（四钱），炙甘草（三钱），京米（一撮）。

煮四杯，分四次服（服此方津液回，宿粪通）。

初五日，宿粪未净，仍有余热，舌上老苔未净，项下肿未全消，夜间仍渴。

生石膏先煎代水（二两），知母（三钱），丹皮（三钱），细生地（五钱），连翘（三钱），银花（三钱），连心麦冬（五钱），元参（五钱），马勃（一钱），生甘草（二钱）。

煮四大茶杯，分四次服。

初六日，潮热，头汗出，项右边亦肿，脉沉数，即于前方内加生大黄酒炒半黑，三钱。

初八日，脉洪数，身热，目白睛赤，头汗出，阳有汗，阴无汗，仍与玉女煎。外凉皮毛而退热止汗，内护真阴。

生石膏（四两），犀角（二钱），丹皮（三钱），细生地（五钱），连心麦冬（五钱），知母（四钱），生白芍（四钱），炙甘草（三钱）。

煮四杯，分四次服。

【四维病机】太阳阳明卫气血分，温毒充斥表里，气血两燔。

戊子二月廿八日，赵，十一岁。温毒喉痛外肿，口渴，不大便。

生石膏（五钱），连翘（三钱），银花（三钱），牛蒡子（三钱），元参（三钱），马勃（一钱），酒炒生大黄（一钱），僵蚕（二钱），蝉蜕（二钱），苦桔梗（三钱），芥穗（钱半），射干（钱半），人中黄（一钱）。

煮三杯，分三次服。不作粗末。

廿九日，温毒，热未退，渴甚，与玉女煎。

生石膏（一两），连翘（三钱），银花（三钱），细生地（五钱），知母（三钱），连心麦冬（五钱），炙甘草（钱半），丹皮（三钱），京米（一撮）。

煮三杯，分三次服。

三月初一日，温毒，恶热，潮热，脉沉，溺多，不大便，渴甚，与增液承气法。

生大黄片（二钱），元参（一两），连心麦冬（六钱），细生地（五钱）。

煮三小杯，先服一杯。待一时得便，大快止后服，不快再服第二杯。（服此方，黑粪下）。

初二日，大便虽见，宿粪未净，面赤口渴，脉洪数，热犹未减，与玉女煎两清气血之热。

生石膏（二两），银花（五钱），连翘（三钱），细生地（五钱），知母（四钱），黄芩（三钱），炙甘草（三钱），麦冬（五钱），京米（一撮）。

煮四杯，分四次服。

初三日，脉仍洪数，热未尽退。

生石膏（三两），知母（四钱），黄芩（三钱），细生地（五钱），连心麦冬（五钱），丹皮（四钱），炙甘草（三钱），京米（一撮）。

煮三杯，分三次服。

初四日，脉洪已减，余热不尽。即于前方内减石膏二两，知母二钱，黄芩二钱。

初五日，脉虽小于前而不甚静，仍有余邪。

生石膏（六钱），元参（六钱），连心麦冬（五钱），细生地（五钱），炒知母（二钱），炒黄芩（二钱），炙甘草（三钱），丹皮（三钱），京米（一撮）。

煮三杯，分三次服。

初六日，仍有潮热，加知母一钱，再服一帖。

初八日，邪少虚多，与复脉汤复其阴，用二甲复脉法。

大生地（四钱），生白芍（四钱），麻仁（二钱），生牡蛎（三钱），生阿胶冲化（二钱），炙甘草（二钱），生鳖甲（三钱）。

煮三杯，分三次服。

初九日，昨日身凉脉静，今日脉反洪大，而数又加，仍有潮热，切戒早食。

生石膏（六钱），元参（六钱），连心麦冬（四钱），生地（四钱），知母（三钱），炙甘草（二钱），京米（一撮）。

煮三杯，分三次服。

【解析】以上两案，发病日期相同，且均姓赵，推测为兄弟二人同时发病。症见咽痛、颈部肿，似属"温毒喉痹"，具体是白喉、风热乳蛾，还是烂喉痧？患者无咳嗽声哑、气憋等，可以排除白喉。因有斑疹，且有传染性，烂喉痧的可能性较大，因为风热乳蛾一般不传染，且不发斑疹。

治疗上鞠通均先用代赈普济散加减，继以加减玉女煎气血两清，终用养阴扶正。这也是他治疗所有温毒的常规方案，个人认为针对性不强，我们应当辨清疾病，然后选用相对应的方案，如为烂喉痧，则夏春农之《疫喉浅论》、丁甘仁之《喉痧证治概要》更为详尽，切合实用，可补鞠通之未逮。

另外，末诊出现脉静后变洪大、潮热等症状，鞠通责之于早食，愚意以为当系阿胶、鳖甲用之过早，有滋腻恋邪之弊，故其处方不用二甲复脉，仍转回玉女煎。

【四维病机】太阳阳明少阴卫气血分，温毒充斥表里，气血两燔、伤阴。

戊子十一月初一日，蔡，三十五岁。吴人，瘟毒喉痛，发斑疹。

代赈普济散二十包，一时许一包，芦根汤煎，去渣服。如病重则加紧，如病轻或病退则缓。

初二日，温毒喉肿，兼之咳嗽，脉弦数，大便已见，气体本弱，不必再以苦降。

连翘不去心（三钱），苦桔梗（三钱），银花（三钱），郁金（二钱），人中黄（一钱），橘红（一钱），僵蚕（三钱），藿香叶（二钱），蝉蜕（二钱），芦根（三钱）。

煮三杯，分三次服。

初四日，温病稍退，与辛凉，又见燥病，与辛凉加辛温，药燥气退，又发伏暑，红白滞下，与芩芍法。

炒芍药（三钱），藿香梗（二钱），黄芩（三钱），降香末（二钱），小枳实（二钱），红曲（三钱），乌梅肉（五钱），南楂炭（二钱），归须（三钱），川连打碎（二钱），广皮炭（三钱）。

煮三杯，分三次服。

初六日，照前方再服三帖。

初十日，前治伏暑成痢，不得不用苦辛通降，故苦寒与辛温并用也。兹大见脓血后，又得黑粪许多，已二三次，是积滞可无虞矣。症现口干至胸，绝不得寐，兼之咳嗽稀痰，脉之洪数者已变双弦。

按饮居心下，格拒心火，不得下通于肾，故嗌干。又胃不和则卧不安，饮以半夏汤。再九窍不和，皆属胃病，故以和胃为要。

姜半夏（二两），秫米（二合）。

千里急流水八杯，头煎水五杯，煮取二杯，二煎水两杯，煮取一杯，分四次服。

十二日，口干渐愈，仍不得寐，照前方再服二帖。

十四日，服半夏汤四帖，虽已得寐，口干尽除。但饮咳未净，仍须和胃。

姜半夏（一两二钱），广皮（五钱），秫米（一两），小枳实（三钱）。

急流水八杯，头煎二杯，二煎一杯，分三次服。

十七日，病后体虚，痰饮不尽，一以调和脾胃为要。

姜半夏（八钱），生薏仁（五钱），益智仁（二钱），云苓皮（六钱），炒广皮（三钱），小枳实（二钱），南苍术炭（三钱），生姜（五片）。

甘澜水八杯，煮三杯，分三次服。

廿二日，病后体虚，五更大便，六脉弦细而弱，与异功散法，加肉果。

高丽参（二钱），云苓（五钱），炙甘草（二钱），肉果霜去油（二钱），炒苍术（三钱），广皮（三钱），益智仁（钱半），生姜（三片），大枣去核（二个）。

煮三杯，分三次服。

十二月初四日，积滞未清，暂与宣化中焦。

乌梅肉（三钱），炒白芍（二钱），炒黄芩（一钱），广木香（钱半），归须（二钱），南楂炭（钱半），焦神曲（一钱），山连（一钱），广皮炭（三钱），鸡内金炒（二钱），红曲（二钱）。

煮成三杯，分三次服。

初八日，积滞未清，即于前方内去肉果，加灶中黄土四两，先煎代水。

十七日，久痢血有瘀迹，犹恐留邪在络，宜暂清之，调理饮食要紧。

焦白芍（三钱），黄芩炭（二钱），云苓（五钱），槟榔剪（二钱），降香末（三钱），归须（二钱），神曲炭（三钱），南苍术炒（三钱），红曲

（三钱），南楂炭（一钱），炒黑川连（钱半）。

煮三杯，分三次服。

二十日，即于前方内去归须、槟榔，加广皮二钱，人参二钱，生薏仁五钱。

廿三日，旧有先便后血之症，现在痢后有举发之意，合之六脉弦细，阳微之极，与小肠寒湿例之黄土汤法。

灶中黄土先煎代水（四两），生阿胶冲（二钱），茅术炭（三钱），熟附子（三钱），直生地（三钱），云苓块（五钱），黄芩炭（二钱），炙甘草（三钱）。

煮三杯，分三次服。二帖。

廿五日，积滞之余邪未净，又发小肠寒湿便血之症，与黄土汤加活络。

灶中黄土（四两），云苓（五钱），茅术炭（三钱），直大生地（五钱），南楂炭（二钱），黄芩炭（二钱），熟附子（三钱），红曲（三钱），广皮炭（三钱），乌梅肉（二钱）。

煮三杯，分三次服。二帖。

廿七日，滞下虽有渐愈之象，究不能十分清楚，恐留邪在络，与通补兼施。

炒黄芩（一钱），焦白芍（钱半），南苍术炒黑（三钱），云苓块（五钱），炒白术（三钱），高丽参（二钱），降香末（二钱），炒神曲（三钱），南楂炭（钱半），炒黑山连（一钱），红曲（二钱），广皮炭（三钱）。

煮三杯，分三次服。十帖。

己丑正月十三日，滞下仍未能十分净尽。

焦白芍（二钱），黄芩炭（一钱），炒黑山连（八分），云苓块（五钱），全当归（一钱），焦神曲（三钱），冬于术（三钱），苍术炭（三钱），高丽参（三钱），整莲子（五钱），红曲（二钱）。

煮三杯，分三次服。七帖。

【解析】此案为素体脾虚寒湿、痰饮内停，又感温毒之证，其治法为先治新病，再调宿疾，有条不紊，为平稳持重之方案。

素体脾弱，有远血之疾，初起代赈普济散是否宜减去大黄？仲景在太阴病篇云："设当行大黄芍药者，宜减之，以其人胃气弱，易动故也。"虽云先治卒病，再治痼疾，但治新病时以不影响宿疾为上策，可在具体用药上加以斟酌。

另外，本案温毒咽痛，结合旧有远血、素体寒湿，可否用《伤寒论》麻黄升麻汤法加以化裁？值得思考。

【四维病机】少阳阳明厥阴气血分，厥阴正虚寒热错杂、少阳温毒外袭、阳明痰饮内停。

<u>辛卯三月初三日，庆，三十五岁。</u>温毒，项肿肤赤，喉痛更甚，脉洪数，大小便不通，身痛甚，兼有痹证，受邪太重，非轻剂所能治。

连翘（六钱），芥穗（四钱），苦梗（八钱），银花（六钱），元参（八钱），人中黄（三钱），马勃（二钱），射干（四钱），牛蒡子（六钱），僵蚕（四钱），蝉蜕（四钱），酒炒大黄（三钱），防己（三钱），薄荷（二钱）。

共为粗末，分十二包，一时许服一包，芦根汤煎，去净渣，服至初五午前令完。此方以开肺痹为主。

初五日，温毒与代赈普济散服完，诸症已解七八，惟身痛特甚，是温退而痹未除。

生石膏（六两），滑石（六钱），杏仁泥（六钱），茯苓皮（五钱），防已（六钱），芥穗（三钱），生苡仁（五钱），连翘（四钱），人中黄（三

钱），片姜黄（二钱），银花（四钱），白通草（一钱）。

煮成四大茶杯，分四次服，日三夜一。

初七日，温病尚有一二成余邪未尽，即舌苔黄色可见，痹痛虽减，太阳筋经尚觉牵强，痛未尽除，又加胸痞。

生石膏（六两），杏仁（五钱），生苡仁（五钱），姜半夏（三钱），防己（五钱），小枳实（三钱），云苓皮（三钱），桑枝（三钱），藿香梗（三钱），片姜黄（三钱），橘皮（三钱），晚蚕砂（三钱）。

煮四杯，分四次服。二帖。

初九日，脉之洪数大减，舌之苔黄，肉赤已退，口不渴而胸痞，自觉心下有水，痹痛虽减而未尽除，是温退而水饮存也。一以行水开痞为要，不复顾虑温病矣。

生石膏先煎代水（六两），桂枝（六钱），生薏仁（五钱），姜半夏（三钱），防己（四钱），老厚朴（三钱），云苓皮（六钱），杏仁（六钱），小枳实（四钱），片姜黄（三钱），橘红（五钱）。

甘澜水十二杯，煮四杯，分四次服。

【解析】此案分三段治法：初用代赈普济散治温毒喉痹，温毒减轻后则以中焦宣痹汤加减以治湿热痹阻之身痛，再以木防己汤合二陈、橘枳姜汤等治疗水热互结之心下痞。方证相应，此皆常规之法，其效可期，值得师法。

【四维病机】太阳阳明卫气分，温毒夹湿充斥表里，太阳经络不通、阳明湿热夹饮。

壬辰九月初一日，长，三十岁。六脉洪数有力，面赤口渴，喉痛，汗大出而热不解，尺肤热甚，温毒也。面有热瘰痒甚，夹风也。法宜辛凉冷香，不可发表，发表则神昏谵语。

苦桔梗（五钱），芥穗（三钱），牛蒡子（五钱），薄荷（钱半），黄芩（三钱），人中黄（三钱），连翘（五钱），银花（五钱），射干（三钱），元参（三钱），桑叶（五钱），马勃（二钱），僵蚕（三钱），蝉蜕（三钱）。

共为粗末，分八包，一时许服一包，芦根汤煎，去渣，服至初三日黑早令服完。

初三日，温毒，斑疹正出，渴甚，面赤甚，气血两燔，咳甚，于原方加急救化源兼化斑法。

生石膏末（四两），犀角（三钱），知母（四钱），丹皮（四钱），芦根（五钱）。

再以前方一帖，分八包，以此方煎汤代水，服如前。

初五日，温毒斑疹俱化，热退七八，脉亦渐小，惟咳嗽未除，与清余热，降气止咳。

苦梗（三钱），细生地（三钱），桑叶（二钱），连心麦冬（三钱），旋覆花包煎（三钱），杏仁泥（二钱），苇根（五钱），茶菊（三钱），生甘草（二钱），银花（三钱），连翘（三钱）。

煮三杯，分三次服。

初七日，余热未净，面目犹赤，咳未除，脉亦未静，尚不可吃粥。

苦桔梗（三钱），杏仁泥（四钱），连翘（三钱），生石膏末（六钱），旋覆花包（三钱），银花（三钱），连心麦冬（三钱），生甘草（钱半），丹皮（三钱），苇根（三钱）。

煮三杯，分三次服。

初九日，大势已愈，与清余热，兼之止嗽。

细生地（三钱），苦梗（三钱），杏仁（二钱），旋覆花包（三钱），连翘（三钱），银花（二钱），云苓块（三钱），连心麦冬（四钱），苇根（三钱），生甘草（二钱），丹皮（二钱）。

煮三杯，分三次服。

【解析】本案温毒发疹：先发热，后出疹，疹出热渐退，然后疹退，或兼咳嗽。从发病经过来看，应为麻疹。麻疹治疗有“麻不厌透”之说，而鞠通则谓“不可发表”，孰是孰非，下文解析麻疹诸案，一并论述之。

【四维病机】阳明气血分，温毒夹风、气血两燔。

壬辰九月廿三日，长，六岁。温疹。

苦梗（五钱），元参（三钱），薄荷（一钱），牛蒡子（五钱），连翘（四钱），银花（四钱），芥穗（二钱），天虫（三钱），蝉蜕（三钱），人中黄（二钱），马勃（一钱），芦根（一两）。

共为粗末，分六包，每日三包，芦根汤煎服，病紧药紧，病松药松。

廿六日，喘甚，疹回太早，余毒归肺。于原方加杏仁三钱，生石膏八钱。

廿八日，于原方加生石膏二钱成一两。

三十日，忽尔大泻，兼有滞下之迹，与四苓合芩芍法。

云苓皮（三钱），猪苓（二钱），生苡仁（三钱），炒黄芩（二钱），泽泻（二钱），苍术炭（钱半），焦白芍（二钱），橘皮（一钱），广木香（八分）。

煮三小杯，分三次服。忌生冷。

云苓皮（三钱），南楂炭（二钱），猪苓（二钱），生苡仁（三钱），炒神曲（二钱），泽泻（二钱），公丁香（二分），苍术炭（一钱），橘皮（一钱），麝香同丁香俱研细末，冲（三厘），广木香（八分）。

煮三小杯，分三次服。

初四日，疹后余毒归肺，咳嗽连声不断，便溏，微热未净，先与实脾利水，兼降肺气。

生石膏（六钱），生苡仁（五钱），猪苓（二钱），云苓皮（四钱），杏仁泥（三钱），泽泻（二钱），姜半夏（三钱），苏子霜（八分）。

煮三杯，分三次服。四帖。咳减八九。

【解析】此案幼童发疹，疹不畅而余毒归肺，出现咳喘，又有下利，综观病程及表现，应是麻疹。麻疹的治疗原则是重在透疹，而鞠通则避用浮萍、葛根、三春柳等透疹之品，其得失亦于后面一并论述。

【四维病机】太阳阳明太阴卫气分，风热疹毒外犯，邪陷太阴。

癸巳三月初三日，潘，三十五岁。温热病误刮痧，通阳太急，以致神昏谵语，竟夜不安，法宜辛凉冷香。

连翘（四钱），苦桔梗（三钱），薄荷（三钱），银花（四钱），芥穗（三钱），黄芩（三钱），元参（三钱），牛蒡子（三钱），天虫（三钱），马勃（一钱），人中黄（二钱），蝉蜕（二钱），芦根（三钱）。

煮四杯，分四次服。外紫雪丹三钱，温开水和服。

初四日，温毒，其谵语服芳香已愈，热犹盛，耳聋，代赈普济散十二包，一时许一包，芦根汤煎。去渣服。

初六日，大头瘟病，满脸皆肿，渴甚。代赈普济散十五包，一时许服一包，至初八日午前令完。芦根石膏汤煎。外生石膏细末一斤，今日明午分煎代茶，不渴不用。

初八日，大头瘟肿未全消，肢厥。代赈普济散十二包，分二日，一时服一包，芦根汤去净渣服。前三包，每包加黄酒炒生大黄片一钱，共三钱。外紫雪丹三钱，每服一钱，温开水调。

初十日，大头瘟病，枭毒已化七八。病减者，减苦药，大便太频，与收法。

细生地（五钱），连翘（三钱），银花（三钱），苦梗（三钱），生牡蛎打碎（五钱），生鳖甲（三钱），牛蒡子（二钱），连心麦冬（四钱），丹皮（二钱），人中黄（二钱），菊花（三钱），桑叶（三钱）。

煮四大茶杯，分四次服。

十二日，大头瘟病，肿未全消，热未尽除，右脉之数，虽减而仍洪，三日不大便，与清余邪，又兼润法。

元参（五钱），苦梗（三钱），芥穗（钱半），银花（五钱），牛蒡子（三钱），天虫（三钱），连翘（五钱），人中黄（三钱），蝉蜕（三钱），黄芩（三钱），鲜苇锥（五钱）。

分二次煎，每次两杯，分四次，早、中、晚、夜服。二帖。

十四日，六脉俱不洪数，惟胃不开，不大便，与养胃阴兼润大便。

细生地（五钱），元参（一两），生鳖甲（五钱），生白芍（三钱），连心麦冬（四钱），生阿胶冲（三钱），炙甘草（三钱），麻仁（三钱）。

煮四杯，分四次服。得大便去元参。二帖。

十六日，大头瘟。大肿大热虽平，余毒未净，仍须清热败毒。

苦桔梗（三钱），连翘（三钱），银花（三钱），牛蒡子（三钱），元参（一两），炒黄芩（二钱），茶菊（三钱），天虫（二钱），蝉蜕（二钱），人中黄（钱半），桑叶（三钱）。

煮四杯，分四次服。得大便，元参减半。二帖。

十八日，大头瘟，余毒归血分，上眼胞肿未全消，脉数唇赤。

苦梗（三钱），细生地（四钱），丹皮（三钱），元参（一两），牛蒡（三钱），桑叶（三钱），黄芩（三钱），茶菊（三钱），蝉蜕（二钱），知母（二钱），人中黄（钱半）。

煮四杯，分四次服。二帖。

【解析】本病为大头瘟，治以普济消毒饮、代赈普济散，甚是。唯肿未消、毒未清，而早用麦冬、阿胶、鳖甲等滋腻恋邪之品，似有不妥。

鞠通对升麻、柴胡畏之尤甚，谓有升散助火之弊，而不知升麻本有解毒之功，柴胡配黄芩足以发散少阳之郁火。应当着重指出的是：方剂不是药物的简单相加，药物皆有偏性，方剂的优势就是经过配伍，避其短而各扬其长，故愚意普济消毒饮中之升麻、柴胡，不必所有病人都需要减去。

由于鞠通治温病重视存阴，所以经常随手处以生地黄、麦冬、玄参、阿胶之类。如果在解毒祛邪的基础上，略加一二味护阴，尚不为过；如果邪毒正盛、肿胀犹甚，早用滋腻，一则恋邪，毒热难化，二则壅滞气血，不利消肿。

愚以为，治病用药当活泼泼地，不宜有偏好，鞠通恶升麻、柴胡而喜生地、麦冬，似不够圆融通达。

【四维病机】三阳、厥阴卫气营分，温毒误治、内陷心包。

癸巳三月二十日，色，十四岁。温热，服辛凉药，已有解势。与清余热，唇舌面俱赤故也。

苦桔梗（三钱），连翘（三钱），银花（三钱），牛蒡子（三钱），麦冬（三钱），桑叶（三钱），芥穗（钱半），甘草（钱半），芦根（三钱）。

煮二杯，分二次服。二帖。

廿三日，续出痧疹，面有不匀，身无，微有肢厥。

苦梗（三钱），连翘（三钱），银花（三钱），芥穗（三钱），元参（三钱），桑叶（三钱），牛蒡子（二钱），天虫（二钱），蝉蜕（二钱），人中黄（钱半），射干（钱半），马勃（一钱），黄芩（二钱），薄荷（钱半），芦根（三钱）。

煮四杯，分四次服。

廿四日，续出连片，痧疹颇多，肢厥回，即于原方加元参二钱，照

时服。

苦梗（三钱），牛蒡子（二钱），僵蚕（二钱），连翘（三钱），旋覆花包（三钱），蝉蜕（二钱），银花（三钱），人中黄（一钱），马勃（一钱），射干（一钱），鲜芦根（三钱）。

煮四小杯，分四次服。

廿六日，胁痛止，喉哑喉痛，热未退，渴甚。

生石膏（一两），苦梗（三钱），天虫（三钱），牛蒡子（三钱），元参（五钱），射干（二钱），人中黄（钱半），炒黄芩（三钱），芦根（五钱）。

煮三杯，分三次服。

廿七日，胁痛喉痛止，热未退净，仍渴，咳嗽，病减者减其制。

生石膏（六钱），连翘（三钱），银花（三钱），苦梗（三钱），连心麦冬（三钱），杏仁（三钱），炒黄芩（一钱），甘草（一钱），苇根（三钱）。

煮三小杯，分三次服。

廿八日，大热虽退，余焰尚存，唇舌绛。

连翘（三钱），细生地（五钱），连心麦冬（四钱），银花（三钱），生白芍（三钱），丹皮（三钱），苦梗（三钱），炙甘草（钱半），芦根（三钱）。

煮三小茶杯，分三次服。

廿九日，清余焰。

连翘（三钱），次生地（五钱），丹皮（二钱），银花（二钱），炒白芍（三钱），甘草（钱半），连心麦冬（四钱），生苡仁（三钱），芦根（三钱）。

煮三杯，分三次服。

【四维病机】三阳合病卫气营分，温毒发疹，热盛伤津。

癸巳三月廿二日，色，十岁。温疹，身热，舌黄，脉洪数。最忌发表，亦忌谷食。发表，则神昏瞻语；食五谷，则补阳明，热不退。

苦桔梗（五钱），连翘（六钱），银花（六钱），牛蒡子（五钱），元参（五钱），射干（二钱），茶菊花（三钱），僵蚕（三钱），蝉蜕（三钱），炒黄芩（二钱），芥穗（三钱），马勃（钱半），人中黄（三钱），薄荷（三钱），桑叶（四钱）。

共为粗末，分十包，一时一包，芦根汤煎，去净渣服。

廿三日，照前方，再作服。

廿四日，温疹大发，粘连成片，烦躁不寐，喉痛，阳邪扰乱也。心下疼痛，吐稀涎，舌白苔而厚，又系痰饮。燥气阴邪反逼，势更重于寻常之温病，疑难用药，不得已且用复方。大便四次，尽黑无黄，不必止。

连翘（二钱），藿香梗（二钱），射干（一钱），元参（二钱），牛蒡子（钱半），马勃（二钱），僵蚕（二钱），人中黄（一钱），蝉蜕（二钱），苦梗（二钱），广郁金（二钱），橘红（一钱），杏仁（二钱）。

分两次煎，煮四小茶杯。

廿五日，热甚喉痛，唇赤甚，疹未全化，阳火症也。胸胁俱痛，痰饮作咳，阴邪症也。温疹火病，痰饮水病，水火兼病，所以难也。

生石膏（一两），薏仁（三钱），苦葶苈子（二钱），旋覆花包（三钱），香附（三钱），鲜苇茎（三钱），云苓皮（三钱），杏仁（三钱）。

煮三杯，分三次服。

廿六日，热已退，咳未大减，与《千金》苇茎汤[1]合葶苈大枣泻肺汤。

苦葶苈子（三钱），生苡仁（四钱），杏仁（三钱），鲜苇茎（五钱），丝瓜仁（三钱），大枣去核（二枚）。

煮三小杯，分三次服。

廿七日，病减者，减其制。即与原方内减苦葶苈子钱半。

廿八日，咳大减，唇舌赤甚，血中伏火，宜清之。

苦梗（三钱），犀角（一钱），丹皮（二钱），细生地（四钱），连心麦冬（三钱），甘草（钱半），茶菊花（二钱），桑叶（二钱），苇茎（三钱）。

煮三小杯，分三次服。

廿九日，血分余热，微微咳嗽。

苦梗（三钱），连心麦冬（三钱），丹皮（二钱），茶菊花（二钱），炒白芍（二钱），甘草（钱半），细生地（四钱），桑叶（二钱），苇茎（五钱）。

煮三杯，分三次服。两帖。

四月初二日，余热未净，舌赤唇干。

细生地（四钱），天冬（一钱），连心麦冬（四钱），茶菊花（三钱），白芍（二钱），丹皮（二钱），黄芩炭（一钱），桑叶（三钱），苇茎（三钱）。

煮三杯，分三次服。二帖。

注：[1]《千金》苇茎汤中常用冬瓜仁。

【四维病机】三阳合病卫气血分，太阳风热疹毒外犯，阳明痰热，少阳水饮。

癸巳三月廿二日，色，女，八岁。温疹，身热，舌黄，脉洪数，最忌发表，致谵语神昏，食五谷致热不易退。

苦桔梗（五钱），元参（五钱），射干（二钱），牛蒡子（五钱），银花（六钱），芥穗（三钱），炒黄芩（二钱），天虫（三钱），蝉蜕（三钱），茶菊花（三钱），马勃（钱半），薄荷（二钱），人中黄（钱半），桑叶（四钱）。

共为粗末，分十包，一时许一包，鲜芦根汤煎，去渣服。

廿三日，照原方，再作服。

廿四日，温疹成片，地界不分，见有斑也，大便九次，黑多黄少，舌黄，脉洪数，与化斑汤法。

生石膏（八钱），犀角（一钱），丹皮（二钱），细生地（四钱），连心麦冬（三钱），炒知母（钱半），炒黄芩（二钱），炙甘草（一钱），京米（一撮）。

煮三小杯，分三次服。

廿五日，疹后咳嗽，余热未除。

苦桔梗（二钱），细生地（三钱），连心麦冬（三钱），杏仁（三钱），茶菊花（二钱），甘草（一钱），桑叶（三钱），鲜芦根（三钱）。

煮三杯，分三次服。

廿六日，余热未清，咳嗽，即于原方内加苡仁三钱。

廿七日，照原方再服一帖。

廿八日，疹已愈，咳特甚。其人本有痰饮，故不能以辛凉甘润收功，与《千金》苇茎汤[1]加葶苈、大枣。

苦葶苈炒，研（三钱），生苡仁（四钱），杏仁（三钱），鲜苇茎（五钱），丝瓜仁（三钱），大枣去核（三枚）。

煮三小杯，分三次服。

廿九日，咳未尽除。

生苡仁（四钱），丝瓜仁（三钱），杏仁（三钱），鲜苇茎（五钱）。

煮三小杯，分三次服。二帖。

四月初二日，手心犹热，与育阴。

次生地（五钱），白芍（三钱），丹皮（三钱），连心麦冬（四钱），甘草（钱半）。

煮三小杯，分三次服。二三帖俱可。

注:［1］《千金》苇茎汤中常用冬瓜仁。

【四维病机】太阳阳明卫气血分，太阳风热疹毒外犯、阳明气血两燔。

癸巳四月廿四日，色，一岁。温疹，咳嗽汗多。

苦桔梗（三钱），连翘（三钱），银花（三钱），生石膏（六钱），元参（三钱），马勃（钱半），牛蒡子（三钱），僵蚕（二钱），蝉蜕（二钱），芥穗（二钱），桑叶（三钱），薄荷（八分），人中黄（钱半）。

共为粗末，分九包，一时许一包，鲜苇茎汤煎，去净渣服。

廿五日，照原方去薄荷，减元参二钱，再服一帖。

廿六日，热未退，汗多，咳甚。

生石膏（六钱），苦梗（一钱），桑叶（二钱），生苡仁（二钱），连翘（二钱），银花（一钱），茶菊花（二钱），杏仁（钱半），甘草（六分），鲜芦根（三钱）。

煮两小杯，分四次服。

廿七日，咳嗽汗多，疹已欲回，议专治呛咳，收自汗。

生石膏（六钱），云苓块（二钱），生苡仁（三钱），苦葶苈（三钱），杏仁泥（三钱），大枣去核（三枚），鲜芦根（六钱），丝瓜仁（三钱）。

煮三茶杯，分六次服。

廿八日，吐稀涎，即于原方内去石膏，减葶苈一钱，加云苓块一钱，生苡仁二钱。

廿九日，呛咳未除。

苦葶苈子（一钱），生苡仁（五钱），丝瓜仁（三钱），云苓块（三钱），杏仁泥（三钱），鲜芦根（五钱）。

煮三杯，分三次服。二帖。

【解析】以上同姓"色"的几个案例，发病时间均在同年的三、四月，可知是一个传染性的疾病，由于无明确记载，无法判断是否引起了流行。根据聚集性发病的特点，临床表现均是咽痛、咳嗽、出疹成片，考虑是麻疹的可能性最大。鞠通均起手用代赈普济散治之，告诫"最忌发表"，然麻疹的专书皆曰"麻不厌透"，两者矛盾，如何理解？

鞠通《温病条辨》有"疹论"一文，提出"一以辛凉为主"，他说："……疹之限期最迫，只有三日，一以辛凉为主，如俗所用防风、广皮、升麻、柴胡之类，皆在所禁。俗见疹必表，外道也。大约先用辛凉清解，后用甘凉收功，赤疹误用麻黄、三春柳等，辛温伤肺，以致喘咳欲厥者……"他所说疹的期限为三日，无疑是指麻疹。并明确指出麻疹禁用防风、升麻、柴胡、麻黄、三春柳等。由于鞠通名气大，《温病条辨》影响甚广，后之学者唯知用辛凉以治麻疹，误矣！

麻疹初起首选方为"宣毒发表汤"：升麻、葛根、牛蒡子、连翘、前胡、杏仁、木通、竹叶、防风、荆芥、桔梗、薄荷、甘草。鞠通所禁用者如升麻、葛根、防风，皆用之，不发表则疹不易畅透于外；麻疹并发肺炎，首选方为麻杏石甘汤，亦不禁辛温之麻黄；缪仲淳竹叶石膏汤治麻疹，表里并治，亦用西河柳。何廉臣按语云："温毒痧疹，热壅于肺，逆传于心包络，喘咳烦闷，躁乱狂越者，非西河柳不能解。仲淳用此汤解肌发汗，清营透毒，表里并治，最有效力。切勿拘执吴鞠通西河柳温散之说，因循贻误也。"

何廉臣又指出，麻疹无流行性者，称为“时痧”，引起流行者为“疫痧”。方药当因时、因人、因地而殊。冬时严寒，痧不得透，麻黄等辛温之品亦不避；暑湿之季，不化湿痧亦不能透，化湿透表之品如藿香、香薷及三仁汤之类必不可少。此种识见，深得中医“三因制宜”之真谛。

【四维病机】太阳阳明卫气分，太阳风热疹毒外犯、阳明痰热气逆。

癸巳四月初五日，汪氏，二十五岁。温病夹痰饮，饮偏重，喘而呕水，心悸，短气，今日鼻衄，呕血。

生石膏（四两），犀角（三钱），炒黄芩（三钱），姜半夏（五钱），杏仁（四钱），丹皮（三钱）。

煮三杯，分三次服。

初六日，温病夹痰饮，饮偏重，喘而呕水，心悸，短气，胸痞，阴阳两病为两难。

生石膏（四两），连翘（三钱），银花（三钱），姜半夏（五钱），杏仁（四钱），广皮（三钱），鹅眼小枳实（三钱），炒黄芩（三钱）。

煮三杯，分三次服。

初七日，温病夹痰饮，饮偏重，喘呕心悸短气如旧，今日又鼻衄呕血。

生石膏（四两），犀角（三钱），炒黄芩（三钱），姜半夏（五钱），杏仁（四钱），白茅根（五钱），侧柏炭（三钱），丹皮（三钱），鲜芦根（五钱）。

煮三杯，分三次服。如喘甚，加苦葶苈子三钱。

【解析】温病加痰饮，如前文鞠通所言“水火同病”，治之两难：单纯治温病需用寒凉，寒则动其水；“病痰饮者，当以温药和之”，温药又有助火之弊。故鞠通采取了两者兼顾的方法：用石膏、半夏、杏仁、枳实、陈皮治痰饮，即他所谓“大青龙去表药”合橘枳姜汤；用金银花、连翘、犀牛角、黄芩、牡丹皮之类以清热凉解，似乎面面俱到，但实际效果如何？末诊仍是“喘呕心悸短气如旧”，可见痰饮未化；鼻衄呕血仍有，则温热未除，效果并不理想。假如我们遇到这样的患者，当如何治疗？

案云：“温病夹痰饮，饮偏重，喘而呕水，心悸，短气，今日鼻衄，呕血。”

既言饮偏重，个人认为：法当治饮为主，佐以清热凉血。喘、呕、悸三症突出，须辨适合用小青龙汤、真武汤，还是苓桂术甘汤？或是五苓散？

一般而言，小青龙汤证为表寒里饮，五苓散证为水停兼表（当然不兼表二方亦可用），如果脉浮且较有力，首选此二方加减。喘重为饮迫于上，用小青龙汤；呕重、小便不利是以水停中下为主，首选五苓散。

真武汤、苓桂术甘汤皆为水饮停聚于内，无表证，故脉沉。真武汤多有脉沉无力或尺脉弱、心悸而喘、小便不利，较少见到呕吐；苓桂术甘汤饮停于中，故小便多正常，而以心悸呕吐为主。

本案叙症不详，无舌、脉、色诊，故难以确定用何方化饮，但可根据具体情况，选择上述方剂化裁。因有呕血鼻衄，化饮方中桂枝、细辛可减去，以防动血。近贤赵锡武先生治肺部感染伴心衰，即此类温热病兼痰饮，常用越婢加半夏汤合真武汤，此法补鞠通治法之未备，可以师而用之。另外，呕血鼻衄，似可用大黄黄连泻心汤，麻沸水渍服，再配合汤剂，即附子泻心汤之心法也。如系瘀血，可加苏木、降香、旋覆花、茜草炭之类。

【四维病机】阳明少阴气血分，阳明温毒两燔气血，少阴阳衰、水饮内停。

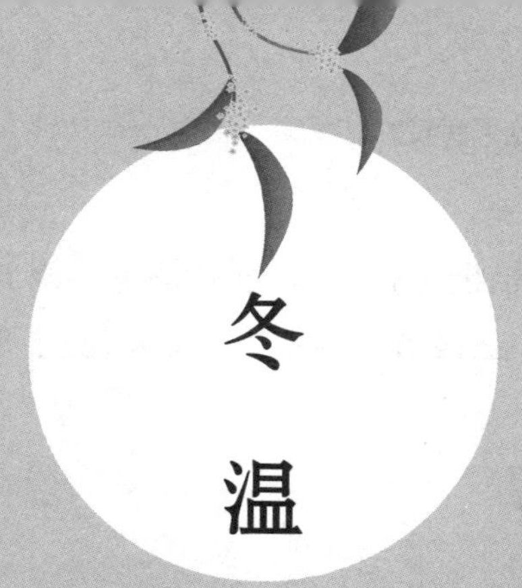

冬温

甲子十一月廿五日，张，六十八岁。舌黄口渴，头不痛而恶寒，面赤目赤，脉洪热甚，形似伤寒，实乃冬温夹痰饮，与伏暑一类。

连翘（六钱），苦桔梗（八钱），荆芥穗（五钱），金银花（六钱），广郁金（三钱），广皮（三钱），半夏（八钱），藿香梗（五钱），甘草（三钱），杏仁（六钱），白通草（三钱）。

共为粗末，分七包，一时许服一包，芦根汤煎。

廿六日，于前方内去芥穗、通草。

廿七日，冬温余热未清。

连翘（三钱），细生地（三钱），薄荷（一钱），银花（二钱），苦桔梗（三钱），黄芩（一钱五分），杏仁（三钱），炒知母（二钱），甘草（一钱）。

水五杯，煮两杯，分两次服。

廿九日，温病渴甚热甚，面赤甚，脉洪甚。

石膏（八钱），苦桔梗（五钱），荆芥穗（三钱），连翘（三钱），杏仁泥（五钱），广郁金（三钱），银花（二钱），姜半夏（四钱），甘草（三钱），薄荷（三钱）。

煮三杯，分三次服。

三十日，温病最忌食复，况老年气血已衰，再复则难治矣。口渴甚，痰多胁痛。

银花（三钱），苦桔梗（五钱），半夏（六钱），连翘（三钱），杏仁霜（五钱），薄荷（一钱五分），石膏（四钱），广郁金（三钱），甘草（二钱）。

煮成三杯，分三次服。二帖。

十二月初二，大势已退，余热尚存，仍须清淡数日，无使邪复。

连翘（三钱），细生地（五钱），元参（二钱），银花（三钱），粉丹皮（二钱），黄芩（二钱），连心麦冬（五钱），生甘草（二钱）。

头煎二杯，二煎一杯，分三次服。

初三日，脉洪滑，即于前方内加半夏（三钱）。

【解析】鞠通谓冬温与伏暑一类，则冬温亦是伏气温病之一，不妥。盖冬温乃冬月应寒而反温，使精不得藏，或者温邪外袭，或者风寒兼里热，然皆是新感使然，非伏气也。若谓伏气，从何季节开始才能潜伏至冬季发病？如果是从夏、秋开始，至冬发病，应称“伏暑”；如果冬伤于寒，至春而发，则是“春温”。从春季潜伏至冬而发之温病，未之闻也。鞠通概念界限不清，故有此含混之语。

此案初起卫分风寒外束、气分里热夹痰饮，以六经法辨证，当以越婢加半夏汤为宜，然鞠通畏麻黄峻汗，仅用轻淡之银翘散，发表、清热之力俱有不足。热邪不能畅达于外，则郁积甚而转盛伤津，故后诊不得不重加清气热之知母、石膏。如遵仲景法度，早用石膏清热、麻黄发表、半夏蠲饮，则邪热可早日外透而不致内陷也。

【四维病机】太阳阳明卫气分，太阳卫分风寒外束、阳明气分里热夹痰饮。

乙丑二月廿二日，某。脉不浮而细数，大渴引饮，大汗，里不足之热病也，用玉女煎法。

知母（四钱），生石膏（一两），甘草（三钱），麦冬（五钱），细生地（五钱），京米（一撮），桑叶（三钱）。

煮三杯，分三次服。

廿三日，温热，大渴大汗，脉数，昨用玉女煎，诸症俱减，平素有消渴病，用玉女煎大便稀溏，加牡蛎。一面护阴，一面收下。

牡蛎（一两），生石膏（五钱），炙甘草（三钱），麦冬（五钱），大生地（五钱），炒知母（二钱），京米（一撮）。

煮三杯，分三次服。

【解析】脉细，为阴不足，细数之脉，多为热伤阴血之征。大渴、大汗，为气热炽盛，故当气血两清，鞠通与加减玉女煎，颇为恰当。服药后便溏，故减石膏、知母，当是过于寒凉之故，张锡纯先生谓用石膏“绝无寒胃之弊”，可见亦有武断之处，量大之石膏确能致泻。故二诊减去之，加牡蛎之涩，以止便溏，是鞠通独到经验，值得师法。

【四维病机】阳明气血分，素体阴血不足、阳明热盛。

丙寅十一月初一日，某。冬温，脉沉细之极，舌赤面赤，谵语，大便闭。邪机纯然在血分之里，与润下法。

细生地（六钱），元参（六钱），粉丹皮（三钱），生大黄（五钱），连心麦冬（六钱），生甘草（二钱），元明粉（一钱）。

煮三杯，先服一杯，得快便，止后服，外牛黄清心丸二丸。

初二日，冬温谵语神昏，皆误表之故，邪在心包，宜急急速开膻中，不然则内闭外脱矣。大便闭，面正赤，昨因润下未通，经谓下不通者死，非细故也。得药则呕，忌甘也。先与广东牛黄丸二三丸，以开膻中，继以大承气汤攻阳明之实。

生大黄（八钱），玄参（八钱），老厚朴（二钱），元明粉（三钱），丹皮（五钱），小枳实（四钱）。

煮三杯，先服一杯，得便则止，不便再服。

【解析】本案初诊所见，面赤舌赤、大便闭、脉沉细，当属阳明腑实，上扰于心；谵语，乃阳明气分，热结腑实之证。腑实当在气分，奈何吴氏一见谵语，泥定邪入心包，病在营血分，用润下兼开窍，未能当机立断、釜底抽薪，致贻误战机。二诊润下法而未通，急改予大承气汤，方能力挽狂澜。

【四维病机】阳明厥阴气营分，阳明腑实，邪陷厥阴心包。

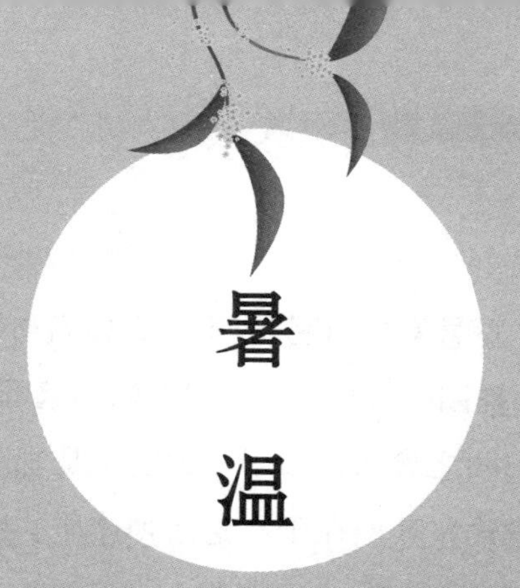

暑温

<u>壬戌年六月二十三日，梁，六十二岁。</u>脉数急，身热头痛，思凉饮，暑伤手太阴。切忌误认为伤寒而用羌防柴葛。

连翘（三钱），桑叶（一钱五分），甘草（一钱），银花（三钱），石膏（四钱），苦桔梗（二钱），薄荷（八分），豆豉（一钱五分），知母（二钱）。

二十四日，即于前方内加藿梗二钱，广郁金三钱，杏仁泥三钱，荷叶边一张。

二十五日，六脉洪大而数，渴思凉饮，纯阳之症，气血两燔，用玉女煎。

石膏（一两），细生地（八钱），知母（五钱），元参（四钱），麦冬（一两），生甘草（三钱）。

煮三杯，分三次服。

【解析】叶天士在《三时伏气外感篇》中说“夏暑发自阳明”，而此处鞠通说“暑伤手太阴”，其症身热头痛、思凉饮、脉数急，符合白虎汤证。对于此等发于暑季、初起即有气分热盛之证，到底是发于阳明，还是发于手太阴?

叶氏之所以认为“夏暑发自阳明”，是因为暑温初发便见阳明气分热盛症状，认为是暑邪径犯中焦阳明气分，与一般温病初起邪在上焦肺卫有别。

吴鞠通则将发于阳明之暑温，归于手太阴，是基于他“凡病温者，始于上焦，在手太阴”的理论。其误在于不论何种体质、感受何种邪气，必始于上焦之手太阴，无异于胶柱鼓瑟。

愚意以为，叶氏所述诸症，确属阳明气分热盛之白虎汤证，病位归于阳明病是符合六经辨证之旨的。鞠通因有“喘”，将病位归于手太阴，是误以“现象的病位”作为“本质的病位”，不符合六经辨证之旨。

另外，古人著书，往往说得比较绝对，如“诸风掉眩，皆属于肝”“无痰不作眩”“无虚不作眩”等。揣其本意，一方面言其“常规”，另一方面更是为了提请后学注意，故对于此等论断，当灵活看待，不能死于句下。

如果理解为“暑病皆发自阳明”，是把“病”（暑病）和“证”（阳明证）相混淆，把概念的子项和母项等同，犯了逻辑上的错误，因此这个论断是不能成立的。

临床上暑病多表现出阳明证，但不能局限于阳明证。愚以为暑病与六经均有关，可表现出每一经的病症，只是出现阳明证的机会较多。如果拘泥叶氏“夏暑发自阳明”之说，往往会造成误认误治。

暑病在太阳——如《金匮要略》“太阳中热者，暍是也”（然所出方为白虎加人参汤），仲景未出治太阳暑热之方，后世新加香薷饮可补其未备。

暑伤少阳——可见痢疾，腹痛、后重，有用黄芩汤者。

暑伤阳明——白虎汤、白虎加人参汤证等。虽张凤逵、叶天士、吴鞠通等认为暑病“不必用下”，但临床实际亦有需用承气汤者。

暑伤太阴——暑季之湿泻，为常见之病，平胃散之类；湿多之咳喘，小半夏加茯苓汤再加厚朴、杏仁。

暑伤少阴——心烦不寐、口渴尿赤，甚或神迷，如清营汤、黄连阿胶汤证。

暑伤厥阴——神昏痉厥，以安宫牛黄、紫雪丹、羚角钩藤汤、清宫汤之类治之。

20世纪50年代，石家庄流行“乙型脑炎”，属中医“暑温”范畴，观其所用之方以白虎汤、清瘟败毒饮为主，也应用了安宫牛黄丸、至宝丹等，说明暑虽多发于阳明，但不局限于阳明。

【四维病机】太阳阳明卫气血分，太阳热郁卫表、阳明暑热两燔气血。

壬戌年六月廿九日，甘，二十四岁。暑温邪传心包，谵语神昏，右脉洪大数实而模糊，势甚危险。

连翘（六钱），生石膏（一两），麦冬（六钱），银花（八钱），细生地（六钱），知母（五钱），元参（六钱），生甘草（三钱），竹叶（三钱）。

煮成三碗，分三次服。牛黄丸二丸，紫雪丹三钱，另服。

七月初一日，温邪入心包络，神昏痉厥，极重之症。

连翘（三钱），生石膏（六钱），麦冬连心（五钱），银花（五钱），细生地（五钱），知母（二钱），丹皮（三钱），生甘草（一钱五分），竹叶（二钱）。

今晚二帖，明早一帖，再服紫雪丹四钱。

【解析】神昏谵语、痉厥属厥阴，为暑邪深入厥阴营分之象。若纯为营分，脉当细或沉、弦，而右脉洪大，则气分之热仍在，故病位在阳明厥阴气营分，病机为暑热炽盛、闭窍动风。鞠通用清营汤、安宫牛黄丸、紫雪丹以凉营开窍息风；白虎汤大清气分之热，使邪热不致进一步内陷。处方面面俱到，与病机吻合，病虽极重，生机亦可期也。

案中云“右脉洪大数实而模糊”，“模糊脉”之名，未见诸脉诊专书，而明清以降之医籍中多有之。如《温病条辨》论二加减正气散亦云“湿郁三焦，脘闷便溏，身痛舌白，脉象模糊”，此处之“模糊”，是脉象边界不清，当与“濡脉”同义，是由于湿邪浸淫，譬之如水墨濡于纸上之边界模糊。

然本案为暑热之邪，从用药来看，当不夹有湿邪，为何亦言“模糊”？此处模糊接着“数实”而言，愚以为当是脉率过快，导致诊脉时觉不及分清脉搏来去，极数之脉，至数难分，故显得至数模糊。所以此处应为"至数模糊"，当与"疾脉、极脉"相类，《四言脉诀》言"七疾八极，九至为脱"，说明病情危重，与本案病情相符。

另外，本案如用清瘟败毒饮，愚意以为清热凉营解毒之力更优于清营、白虎合方，当否？质诸高明。

【四维病机】阳明厥阴气营分，阳明暑热炽盛、厥阴闭窍动风。

壬戌七月十四日，周，五十二岁。世人悉以羌防柴葛治四时杂感，竟谓天地有冬而无夏，不亦冤哉！以致暑邪不解，深入血分成厥，衄血不止，夜间烦躁，势已胶锢难解，焉得速功。

飞滑石（三钱），犀角（三钱），冬桑叶（三钱），羚羊角（三钱），元参（五钱），鲜芦根（一两），细生地（五钱），丹皮（五钱），鲜荷叶边（一张），杏仁泥（三钱）。

今晚一帖，明早一帖。

十五日，厥与热似乎稍缓，据云夜间烦躁亦减，是其佳处；但脉弦细沉数，非痉厥所宜，急育阴而敛阳，复咸以制厥法。

生地（六钱），生鳖甲（六钱），犀角（三钱），元参（六钱），羚羊角（三钱），丹皮（三钱），麦冬连心（八钱），生白芍（四钱），桑叶（三钱）。

日服二帖。

十六日，脉之弦刚者大觉和缓，沉者已起，是为起色；但热病本属伤阴，况医者误以伤寒温燥药五六帖之多，无怪乎舌苔燥如草也。议启肾液法。

元参（一两），天冬（三钱），丹皮（五钱），沙参（三钱），麦冬（五钱），银花（三钱），犀角（三钱），鳖甲（八钱），桑叶（二钱）。

日服三帖。

十七日，即于前方内加：细生地六钱，连翘一钱五分，鲜荷叶边三钱。

再按：暑热之邪，深入下焦血分。身半以下，地气主之。热来甚于上焦，岂非热邪深入之明征乎？必借芳香以为搜邪之用。不然，恐日久胶固之邪一时难解，则真阴正气日亏一日矣，此紫雪丹之必不可少也。

紫雪丹（一钱五分），分三次服。

十八日，厥已回，面赤，舌苔干黑芒刺，脉沉数有力，十余日不大便，皆下症也。人虽虚，然亦可以调胃承气汤小和之。

生大黄（五钱），元明粉冲（三钱），生甘草（三钱）。

先用一半煎一茶杯，缓缓服，俟夜间不便再服下半剂。服前方半剂，即解黑大便许多。

便后用此方：

麦冬（一两），大生地（一两），鳖甲（一两），白芍（六钱）。

十九日，大下宿粪若许，舌苔化而未滋润，脉仍洪数，微有潮热，除存阴无二法。

沙参（三钱），大生地（一两），鳖甲（五钱），麦冬（六钱），生白芍（六钱），牡蛎（五钱），天冬（三钱），炙甘草（三钱），丹皮（四钱）。

日服二帖。

廿一日，小便短而赤甚，微咳，面微赤，尺脉仍有动数之象，议甘润益下，以治虚热，少复苦味，以治不尽之实邪。且甘苦合化阴气而利小便也。

按：甘苦合化阴气利小便法，举世不知，在温热门中诚为利小便之上上妙法。盖热伤阴液，小便无由而生，故以甘润益水之源；小肠火腑，非苦不通，为邪热所阻，故以苦药泻小肠而退邪热。甘得苦则不呆滞，苦得甘则不刚燥，合而成功也。

生鳖甲（八钱），元参（五钱），麦冬连心（六钱），生白芍（六两），丹皮（三钱），麻仁（三钱），古勇连（一钱），阿胶（三钱），沙参（三钱），炙甘草（四钱）。

日二帖。

廿二日，已得效，仍服前方二帖。

廿三日，复脉复苦法，清下焦血分之阴热。

元参（五钱），鳖甲生（五钱），阿胶化冲（三钱），白芍生（六钱），天冬（二钱），丹皮（三钱），麻仁（五钱），麦冬连心（五钱），炙甘草（五钱）。

日服二帖。

【解析】中医第一部论暑专著——明代张凤逵之《伤暑全书》，其中名言"暑病首用辛凉，继用甘寒，再用酸泄酸敛，不必用下"，经名医叶天士敷扬，几成金科玉律，故《温病条辨》亦守之不疑。随着阅历渐长，治疗上鞠通能有所突破，是其可贵之处！

其一，突破了"不必用下"的禁例。常规而言，暑邪其性炎上，虽曰"夏暑发自阳明"，多不与燥屎相结导致腑实证，故不必用下。如果不当下而下，或下之过重，往往伤阴伐气，故前人对暑温用下法较为慎重。但任何事物都是一分为二的，有常即有变，如果暑热与肠中实邪相结，出现阳明腑实证，又不可胶柱鼓瑟，为"不必用下"之禁令所缚，而不敢攻下腑实以救阴。因循致误与孟浪攻下，其过一也。本案鞠通见有"面赤，舌苔干黑芒刺，脉洪数有力，十余日不大便"，毅然用调胃承气以攻下，有胆有识！

其二，倡用"甘苦合化"之法。此治法其实滥觞于《伤寒论》黄连阿胶汤，虽未明言，首创之功当属仲景。鞠通此案也是以复脉合黄连阿胶汤化裁来体现"甘苦合化"之义的（此二方皆师法仲景而来）。甘苦合化的妙处，鞠通言之甚详："甘苦合化阴气利小便法，举世不知，在温热门中诚为利小便之上等法。盖热伤阴液，小便无由而生，故以甘润益水之源；小肠火腑，非苦不通，为邪热所助，故以苦药泻小肠而退邪热。甘得苦则不呆腻，苦得甘则不刚燥，合而成功也。”

从甘苦合化法可以看出，温病与伤寒，在理法上是一脉相承、相通的，只是具体的方药有所不同，因此完全有合一的可能，也确有合一之必要。

【四维病机】 阳明少阴气血分，阳明暑热夹湿、热结化燥，少阴伤阴动血。

癸亥六月初五日，王，二十三岁。暑温，舌苔满布，色微黄，脉洪弦而刚甚，左反大于右，不渴，初起即现此等脉症，恐下焦精血之热，远甚于上焦气分之热也。且旧有血溢，故手心热又甚于手背。究竟初起，且清上焦，然不可不心知其所以然。

连翘（二钱），细生地（一钱五分），丹皮（二钱），银花（二钱），苦桔梗（一钱），白茅根（二钱），麦冬（二钱），牛蒡子（一钱五分），香豆豉（一钱五分），元参（一钱五分），藿香梗（一钱），生甘草（一钱），薄荷（三分）。

日服三帖。

初六日，热退大半，胸痞，腹中自觉不和。按：暑必夹湿，热退湿存之故，先清气分。

藿香梗（三钱），飞滑石（一钱五分），白扁豆（二钱），杏仁泥（二钱），连翘（二钱），广郁金（二钱），生苡仁（三钱），银花（一钱五分），白通草（八分），香豆豉（二钱）。

日二帖。

初七日，病后六腑不和。

藿香梗（三钱），飞滑石（三钱），香豆豉（二钱），生苡仁（三钱），半夏（二钱），广皮炭（一钱），广郁金（一钱），厚朴（二钱）。

日服一帖。

初十日，向有失血，又届暑病之后，五心发热，法当补阴以配阳；但脉双弦而细，不惟阴不充足，即真阳亦未见其旺也。议二甲复脉汤，仍用旧有之桂枝、姜、枣。

白芍炒（四钱），大生地（四钱），沙参（三钱），桂枝（二钱），生鳖甲（五钱），麦冬（四钱），麻仁（二钱），生牡蛎（五钱），生姜（二片），阿胶化冲（二钱），炙甘草（五钱），大枣去核（二枚）。

煮三杯，分三次服。

又丸方，八仙丸和麻仁、白芍。

麦冬连心（六两），直熟地（八两），山药（三两），茯苓（四两），五味子（三两），麻仁（三两），泽泻（三两），山萸肉酒炒（三两），白芍酒炒（六两），丹皮（四两）。

蜜丸如梧桐子大，每服三钱，日三服。

【解析】本案是一宿病与新疾相加、阴虚与湿热兼见的复杂病例，鞠通于此有如疱丁解牛，切中肯綮，显示出深厚的学术功力。

一般而言，温热病初起多是右脉大于左，这在《温病条辨》自注及清代其他温病学家著作中均做如是论述。这是因为温病初在卫分、气分，右脉属气，左脉属血，故多始见右脉盛于左，或右寸独大，但本患者反而左脉大于右，说明血分之热较盛，再结合问诊有溢血、触诊手心热甚于手背（东垣《内外伤辨惑论》中指出手背热甚为外感、手心热甚为内伤），其脉亦“弦而刚甚”，则知患者宿病失血（结合案中“下焦精血之热”，此溢血当为便血），阴血不足而蕴热，此病机之一方面。另一方面又值暑季，新感暑邪夹湿，故脉洪、舌苔满布、色微黄，胸痞、腹中不和。新感和宿病相兼，是先治新感，还是宿病？

因患者目前未再失血，故以新感为急，当先治新感，再治宿疾，或在治新感时兼顾宿疾。鞠通首诊予银翘散合增液汤加减，在疏散上焦之热的同时兼顾滋阴凉血，立法能切合病机。

所不足者，对于辛凉疏散和滋阴着力较多，而对化湿有所忽略，故二诊、三诊转手以化湿为主，予三仁汤、藿朴夏苓汤加减。此时如不重视化湿，则运化无权，且热蕴湿中，更伤阴血。但化湿又不宜过于香燥，以素体阴血不足，易动故耳。

四诊时暑湿已除，故转手予复脉汤法滋阴养血，以复其本。而仍用桂枝、沙参、生姜、大枣，鞠通自言是因为“脉双弦”，此显示真阳亦有不足。是否当用？会不会桂枝、生姜辛温动血？

脉双弦，在《金匮要略》中说“脉双弦者，寒也；单弦者，饮也”。何谓双弦？约有三种意见：

一种是左右脉均弦，谓之双弦，仅左或右脉弦，谓之单弦。这样的脉在临床上是经常遇见的情况，但能否据此就判断一侧弦为饮，两侧弦为寒？据文献及个人临床体会，很多寒证可以仅见一侧脉弦或紧，痰饮的脉也可以是两侧均弦。如妇科虚寒痛经者，往往仅左侧脉弦；眩晕如坐舟车之水饮者，也多有两侧均弦者。故此说不符合临床实际，乃望文生义。

第二种解释是，双弦指或左或右的脉线中，有两条并行之弦脉；单弦则是一条脉线，没有分叉。此种情况实属罕见，百不一遇。余20余年来，仅见过两例这种双弦者，进一步追问病情，并非感寒或内生虚寒，而是近期情志不畅，与家人或同事生气后出现。如此罕见的情况，是不足以用来鉴别寒证还是水饮的。

第三种解释则比较合理，双弦是指弦的程度较重，此处“双”有加倍之义，单弦是指弦的程度是常规性的，相当于“一”“基线”之义。征之临床，痰饮的脉，其弦硬紧的程度不重；而感寒者如太阳伤寒之“脉浮紧”，其弦的程度很重。这是比较符合临床实际的，故愚以为此说为当。

本案的双弦符合哪种观点？结合前文“弦而刚甚”，故愚以为此处双弦当是第三种“双倍的弦”之义。双倍的弦，仲景和鞠通均认为属寒，然而临床上也常常见到“阴虚阳亢”者，其阳愈亢，故脉弦紧硬也愈甚（“刚甚”），遇到此等脉，常用含大队滋阴潜阳药之镇肝熄风汤收效，而不宜温散或温补。

同是双弦，一者为寒，一者为热，临床上不容混淆。此案之双弦、失血而用桂枝等取效，其面色当瘦白而悴、夭然不泽。有虚寒之象，方可用温补，否则如果是阴虚阳亢之双弦，其面色赤或暗赤，如醉如妆，目赤、头胀，桂枝、红参、生姜、大枣，用之则阳亢无制矣！

故鞠通此案仅述其脉，略其面色、舌象，不利于鉴别诊断。如果后学一见双弦即认为寒，滥施温药，既误病家，亦误医者，不可不辨！

【四维病机】太阳太阴少阴卫气血分，少阴精血素亏，暑热夹湿外袭。

癸亥年六月初八日，马，三十八岁。暑热本易伤阴，误用消导攻伐，重伤阴气，致令头中、耳中鸣无止时，此系肝风内动。若不急救肝肾之阴，瘛疭热厥立至矣。

大生地（六钱），麦冬（五钱），生牡蛎（五钱），炒白芍（六钱），丹皮（三钱），菊花炭（二钱），生鳖甲（五钱），桑叶（一钱五分），炙甘草（三钱），火麻仁（二钱，如大便太稀去此）。

煮三杯，分三次服。

十二日，外邪虽退，无奈平素劳伤太过，虚不肯复，六脉无神，非参不可。

沙参（三钱），大生地（六钱），阿胶（三钱），元参（六钱），生鳖甲（六钱），丹皮（三钱），麦冬（六钱），火麻仁（三钱），甘草炙（四钱），白芍（生，六钱）。

煮三杯，分三次服。得大便后，去元参，加牡蛎六钱，人参三钱，桂枝一钱，大枣去核二枚，生姜一片。

七月初六日，病后饮食不调，又兼暑湿着里，腹中绞痛，痛极便溏，脉微数，欲作滞下，议芩芍法，夺其滞下之源。

焦白芍（一钱五分），厚朴（二钱），广木香（一钱），黄芩炭（一钱二分），枳实（一钱），小茴香炭（八分），南楂炭（一钱五分），广皮炒（一钱五分），云连炭（八分），神曲炭（二钱）。

一、二帖后腹痛除，仍服复脉汤服。

【解析】鞠通此案生动演绎了辨证论治过程中标本相移的处理方法。

首先，患者系中年操持劳累之人，劳伤精血，是在长期的后天生活起居等因素影响下，形成的体质类型，这是病之本。《黄帝内经》云“阳气者，烦劳则张，精绝，辟积于夏，使人煎厥”，本是精血不足之体，遇炎夏之气，再加误治，重伤阴血，致使虚阳上亢，故出现头中、耳中鸣无止时，此时有暑热外邪，忌用辛温发表，而只宜辛凉轻解。阳本上亢，即用辛凉，亦不可过于辛散，以免煽动风阳。因此谨守叶天士之法，用以桑叶、菊花、丹皮，既能外散风热，又能凉肝息风。《临证指南医案·中风门》常用此等“苦降辛泄少佐微酸”方法，在此等病情下，较之伤寒派柴胡、葛根等，更具巧思。

愚治疗风火头痛有屡用川芎茶调散、血府逐瘀汤等而不效者，常师此法而收意外之效。对于头痛有灼热感或遇热加重，证属少阳风火者，常用桑叶、丹皮、秦皮、夏枯草、白芍、茺蔚子、白蒺藜等，屡试不爽。医者常忽视此法，特为拈出，以彰其用。

本案因为患者精血素亏，故于大队滋潜药之二甲复脉汤中，少佐辛泄暑热，处方与病机丝丝相扣，故服后暑热即退，转手以扶正为主，是为图本之治。

其后因感受暑湿之邪，内犯阳明，兼及少阳，欲作滞下（痢疾），此时“急则治其标”，以苦寒清热燥湿、苦温燥湿行气，兼以消滞之品，方选芩芍汤加减，此方实则从《伤寒论》黄芩汤和张洁古芍药汤化裁而来。清阳明暑湿、利少阳气机，亦是鞠通灵思巧妙之处。

滞下除则转手仍用复脉汤，念念不忘顾护本元，又能“随证治之”，是本案可堪师法之处。

【四维病机】少阳阳明少阴气血分，素体少阴阴血不足，少阳风火、阳明暑热积滞。

乙丑六月十一日，荣女，十五岁。暑温夹痰饮怒郁，故脉芤身热而胁痛，误用足六经表药，烦躁不宁，六日不解，至危之证。

生石膏（四钱），杏仁（三钱），生香附（三钱），旋覆花包（三钱），

连翘（二钱），藿香梗（三钱），广郁金（二钱），薄荷（一钱）。

煮两杯，分二次服。三时一帖，服二日，大见效再商。

十三日，于前方内加青橘皮二钱，鲜荷叶边一枚，鲜芦根五钱。

【解析】仲景书名《伤寒杂病论》，揣其意本是外感与杂病合论，病因虽有内、外之别，然其伤人也，总不外脏腑经络气血，病机的基础是相同的，故内外有合论的可能性；更何况，内伤不足或有夙疾之人，较常人更易感受外邪。故外感与内伤，又不得不合论，此为其必要性。从中我们也可以感悟到：不仅寒温当合一，外感与杂病也当合一。医者当博采众长，不能自限于一隅，画地为牢。

鞠通深明外感兼内伤之旨，故强调内外兼顾，看似简单的一句“暑温夹痰饮怒郁”，岂易道哉？只有通过仔细地询问病情，四诊合参，才能得出这样全面的病机结论。王安石诗云“看似寻常最崎岖，成如容易却艰辛”，信然！

这种内外合邪的情况下，如何论治？仲景已示准绳：

首先，先表后里。此仲景常法，多数情况下先解表再治里。如《伤寒论》106 条云：“太阳病不解，热结膀胱，其人如狂，血自下，下者愈。其外不解者，尚未可攻，当先解其外；外解已，但少腹急结者，乃可攻之，宜桃核承气汤。”

164 条：“伤寒，大下后，复发汗，心下痞，恶寒者，表未解也；不可攻痞，当先解表，表解乃可攻痞；解表宜桂枝汤，攻痞宜大黄黄连泻心汤。”对于里有实邪，且不重者，可以先表后里。

其次，先里后表。对于里虚为主、为重，或里实为急者，可用此权变之法。如 91 条：“伤寒，医下之，续得下利清谷不止，身疼痛者，急当救里；后身疼痛，清便自调者，急当救表。救里宜四逆汤，救表宜桂枝汤。”里虚寒较重，故急当救里。

里虽为实，但病情危急，亦可先治其里，如 124 条：“太阳病六七日，表证仍在，脉微而沉，反不结胸，其人发狂者，以热在下焦，少腹当硬满，小便自利者，下血乃愈。所以然者，以太阳随经，瘀热在里故也，抵当汤主之。”

再者，表里同治。临床上有些情况，单独治表而不治里，则表亦不能解；单独治里，其表不除而里气亦不能和，在兼有痰饮、水气、肝气郁结时，尤其需要注意。如40条小青龙汤证：“伤寒表不解，心下有水气，干呕，发热而咳，或渴，或利，或噎，或小便不利、少腹满，或喘者，小青龙汤主之。”必须解表兼化饮，方能收效，否则徒解表可能激发痰饮上逆。

鞠通此案采用的是第三种情况——表里同治。因是暑邪，不当辛温发汗，前医误用，助其郁火，故烦躁不宁。鞠通以叶氏荷杏石甘汤辛凉解暑，其中石膏除烦较好；香附、藿香、郁金以疏气郁之忿闷胁痛；香附旋覆花汤法以治痰饮。一方之中，兼顾三方面的病机，丝丝入扣，其效必矣！

【四维病机】少阳阳明气分，阳明暑热，少阳郁火夹痰。

乙丑六月十三日，富氏，廿二岁。暑伤足太阴，发为䐜胀，渴不欲饮，饮则呕，身微热，舌白滑，肢逆，二便闭塞，病在中焦居多，以香开腑浊为主。

杏仁泥（三钱），半夏（五钱），小枳实（三钱），旋覆花包（三钱），厚朴（四钱），广郁金（二钱），生苡仁（三钱），香附（三钱），白蔻仁（二钱），藿香梗（三钱），广皮（二钱）。

煮两杯，分二次服。今日一帖，明服二帖。

【解析】《伤寒论》太阳病篇第74条云：“中风发热，六七日不解而烦，有表里证，渴欲饮水，水入则吐者，名曰水逆，五苓散主之。”本案渴不欲饮、饮则呕、身微热，与此条若合符节，且二便闭塞，即有小便不利，可用五苓散加味治水饮、气滞。

鞠通用三仁汤、香附旋覆花汤、橘枳姜汤化裁，观其方，以治湿、饮、气滞为主，利水之力逊于五苓散，而行气化湿胜之。愚意以为将仲景之五苓散与鞠通之法合用，似乎更为周全，见效更捷。

2021年4月，余治一人，老年男性，春节期间因外感发热、咳嗽，服“莫西沙星”三天后，热虽退而出现失眠、烦躁等症状，上午恶寒尚轻，午后加重，加衣则汗出烦热，去衣则寒凛、肉上粟起，频频穿衣脱衣，不胜其苦。住院半月，各种检查均不能查到原因，连续用过三种抗生素，纳呆腹胀、乏力更甚，遂出院请中医治疗。在当地经三位名医诊治，观其方纯属对症发药：腹胀则木香、陈皮、莱菔子，乏力则人参、黄芪，失眠则当归、熟地黄、酸枣仁……杂凑成方，服四十余天，失眠更甚，几欲发狂。经人介绍从山东来深圳，余询之，咳嗽夜甚，卧则加重，胃中水声漉漉，纳差腹胀，嗳气频频，口苦，胸闷，小便少而细，大便黏滞不爽，舌苔薄腻，脉浮弦。余诊断为少阳气郁湿困、太阴水气内停证，以五苓散、小柴胡汤、三仁汤、橘枳姜汤、温胆汤化裁。气、火、水、湿并调，嘱其摒弃一切补品，服三剂而能睡五六小时，一周后不再有"上午、下午两个季节"之感，后以此法加减调治半月而咳止、眠安。此案即是将仲景五苓散、小柴胡、橘枳姜汤与鞠通之法融合而用，诸邪兼顾，故取效较速。

鞠通此案为湿重于热，兼水停气滞，肢逆亦气郁，非阳虚而可温补也。设下利、肢厥、口鼻气凉，则为阳虚阴寒，则当以四逆、真武辈，辨证入细，细微之处，不可不慎。赵守真《治验回忆录》第一则医案，就是前医未能辨清邪气性质，本是阳虚又外感风寒，当用温中解表法（愚以为桂枝人参汤较宜），而反用祛湿之平胃散加减致误，不得已用通脉四逆汤来救误。此案说明湿与寒、虚与实需要仔细鉴别，不可粗略，否则差之毫厘、谬以千里。

【四维病机】少阳阳明气分，水饮、气郁（鞠通治在阳明，愚意可从太阳气分蓄水论治）。

乙丑闰六月初六日，孙，四十五岁。头痛，左关独高，责之少阳内风掀动，最有损一目之弊。若以外感风寒，则远甚矣。议清少阳胆络法。再此症除左关独高，余脉皆缓，所谓通体皆寒，一隅偏热，故先清一隅之热。《金匮》谓先治新病，旧病当后治也。

羚羊角（二钱），丹皮（一钱五分），茶菊花（一钱五分），苦桔梗（二钱），生甘草（一钱），薄荷（六分），刺蒺藜（一钱），桑叶（一钱五分），鲜荷叶去蒂（半张），钩藤钩（一钱）。

今日一帖，明日两帖。

初八日，前日左关独浮而弦，系少阳头痛，因暑而发，用清胆络法；兹关左已平其半，但缓甚，舌苔白厚而滑，胸中痞闷，暑中之热已解，而湿尚存也。议先宣上焦气分之湿。

生苡仁（五钱），飞滑石（六钱），藿香梗（三钱），杏仁泥（五钱），半夏（五钱），广郁金（三钱），旋覆花包**（三钱），广皮（三钱），白通草（一钱），茯苓皮（三钱），白蔻仁**连皮**（二钱）。**

煮两杯，今日服，渣再煮一杯，明早服。

初九日，诸症俱减，舌白未除，中湿尚多，议进法于前方内加生苍术（三钱），草果炒**（一钱）。**

【解析】叶天士强调“夏暑发自阳明”，实则六经皆有暑证，前文愚辩之已详。此案即暑湿引动少阳风火，乃少阳暑湿兼内风之证，可为愚说之一佐证。

头痛（或曰头风），今之医者多习用辛温香窜之品以祛风通络，鞠通当时亦有此风，故告诫“若以为外感风寒，则远甚矣”。清少阳胆络法为叶氏所倡，鞠通继承之，愚尝学而用之，疗效可靠。

2002年秋季，曾治一老年女性患者，苦头痛，辗转数家医院，历经神经、骨科、康复等科的内服、外治法数月之久，仍不能减，来住院治疗。阅前方则川芎茶调散、散偏汤、血府逐瘀汤等，皆常规之路径用方。愚因详问：何种条件加重？何时减轻？答曰：外出遇高温或太阳直晒，而痛甚，急返空调病房，可减轻。遇热加重，显非寒证，故用叶氏清泻少阳风火之法，三剂后头痛而大减，服两周而停药，未再发。少阳风火头痛，临床并不少见，希望此案能引起医者重视。

少阳病在《伤寒论》中以柴胡剂主之，而叶天士则少用柴胡，且云“柴胡劫肝阴”，徐灵胎非之，认为叶氏舍柴胡剂不用，不合法度。其实徐氏误批了叶天士，其原因为泥古太过，不知变通。仲景小柴胡汤原文下即有7种加减之法，本非一成不变，况且《伤寒论》言小柴胡汤主治为少阳伤寒或中风，倘为少阳风火、暑湿，是否还要拘泥于原方？愚临床体会，此时须加以变化，毕竟柴胡偏温、人参温补，加重风火之焰。故除辨六经外，还要重视六气，不同邪气，用药有别！仲景的小柴胡汤加减法启示我们要因势而变，不能刻舟求剑。

故叶天士以桑叶、丹皮代柴胡、黄芩，是一种巧妙的变通之法，手法灵巧。《临床指南医案·头风门》邵新甫谓："头风一症，有偏正之分。偏者主乎少阳，而风淫火郁为多。前人立法，以柴胡为要药……先生则另出心裁，以桑叶、丹皮、山栀、荷叶边轻清凉泄，使少阳郁遏之邪亦可倏然而解。"

此法可视为取桑菊饮辛凉疏散风火之功，加入羚羊角、钩藤、丹皮等凉肝息风药，变太阳病风热之剂，而为清泄少阳风火之方。相比《伤寒论》太阳病风寒之桂枝汤，加当归、细辛等化裁，变为治厥阴风寒之方，真有异曲同工之妙！

二诊少阳风火已靖，而转手以化湿为主，以三仁汤加减，显示鞠通临证之机圆法活，亦仲景"随证治之"之教也，毋需赘述。

【四维病机】少阳太阴气营分，少阳风火阻络，太阴湿浊困阻。

乙丑闰六月初三，王，廿八岁。暑伤两太阴，手太阴之证为多，一以化肺气为主。

飞滑石（八钱），连翘（三钱），白通草（一钱），杏仁泥（五钱），金银花（三钱），白扁豆花（一枝），生苡仁（五钱），厚朴（三钱），鲜荷叶去蒂（一张），藿香叶（一钱），白蔻仁连皮（二钱）。

煮二杯，分两次服。今晚明早各一帖。

初四日，两太阴之暑症，昨用冷香合辛凉，暑中之热已退其半，但里湿与热未克即除，故大便红水，胸中痞闷。

飞滑石（六钱），猪苓（五钱），藿香梗（三钱），杏仁泥（三钱），泽泻（五钱），广郁金（二钱），茯苓皮（三钱），生苡仁（五钱），白通草

（二钱），白蔻仁（一钱五分），厚朴（三钱）。

煮三杯服，今晚明日各一帖。

初五日，舌苔白厚，腹甚不和，肠鸣泄泻，聚湿尚多，急宜分泄，以免拖延。

飞滑石（六钱），半夏（五钱），藿香梗（三钱），茯苓皮（六钱），泽泻（五钱），南苍术（三钱），生苡仁（六钱），椒目（五钱），白蔻仁（三钱），老厚朴（三钱），广皮（三钱）。

水八碗，煮取三碗，分三次服，渣再煮一碗服。

【解析】仲景《伤寒论》之六经（原文为六病），未尝分手、足，宋代韩祇和与朱肱，始提出“伤寒只传足经不传手经”，后世医家多不赞同此说，刘河间明确提出“三阴三阳、五脏六腑，皆受病也”。因此，外感病的发生和演变，与周身脏腑经络、营卫气血均有关，不能简单机械地划分为“伤寒只传足经、温病只传手经”。吴鞠通在《温病条辨》中开宗明义“凡病温者，始于上焦，在手太阴”，并自注：伤寒从皮毛而入，自下而上，故首传足太阳；温病从口鼻而入，自上而下，故首病手太阴。似乎是条理分明、界限井然，实质上是脱离临床实际的主观臆断。对此，王孟英及叶霖等人已辩之，但未能进一步剖析鞠通造成此误的深层次原因：六经的实质是什么？与脏腑有什么关系？

对于六经实质的探讨，有学者认为存在不下40种观点（王庆国:《伤寒论》六经研究41说）。之所以造成这种局面，关键是出发点有误，都想把六经与某一个概念划等号，本来六经是一个综合体，是立体的、多维度的，而论者只截取一个面，结果就变成了盲人摸象，各执一词。六经与经络肯定是有关联的，是包含了经络的内容（《伤寒论》原文中，多处涉及经络和针灸治疗），但六经不仅仅是经络；同理，六经包含了脏腑，但不能把它和脏腑简单地一一对应。如果把太阳病等同于膀胱和小肠的病，既无法解释原文描述的许多症状，在临床上也是无法应用的。柯韵伯指出：“营卫行于表，而发源于心肺，故太阳病则营卫病，营卫病则心肺病矣。”既然太阳病已经包括心肺在内，鞠通倡言温病初起定在手太阴，实无必要。伤寒之始，亦犯肺脏，而仲景不言太阴而定在太阳者，是取阴阳之本义，是"道"而非"器"。故仲景六经，并不是一一对应于脏腑。愚之理解，太阳病实质上是多个脏腑、经络、营卫气血抗邪所形成的一个病理状态，正是因为有多方面的参与，其表现是多维度、多层次的，不仅仅是一脏一腑、某一经络为病。惜鞠通未能透解此义，另立"太阴主表"之说，造成理论、概念上的混乱。

而温病学派的辨证体系，虽有卫气营血、三焦等不同，其实质仍是脏腑辨证，而非六经辨证。叶天士、吴鞠通等人在论述中引用六经的名词，实质上是指代脏腑，与《伤寒论》的六经，含义是不同的。正是因为如此，造成了六经辨证与脏腑辨证的简单对应，一方面混淆这两种辨证体系，另一方面，遇到脏腑辨证解释不通之处（如初起病在肺还是在太阳），就认为是仲景的六经体系只适用于伤寒，不适用于温病。也就是说，吴鞠通理解的六经，已经不是张仲景的六经概念，是他把脏腑辨证强加给仲景了。

所以本案他说"暑伤两太阴"，这个太阴是脏腑概念，已经确切地与手太阴肺、足太阴脾划等号了，没有其他的维度和层次的可能了。仲景之六经，不分手足，譬之如"混沌"，而凿分手足，变成十二经（一一对应了脏腑），"混沌"也失去了生命力。

再结合案中处方，不外三仁汤、滑石藿香汤、胃苓汤等加减，针对的是太阴病湿重于热的病机，重心在脾胃而不在肺，按三焦来看主要是中下焦病变。而鞠通之所以认为"手太阴之证多，一以化肺气为主"，是取"肺主一身之气，气化则湿化"之理。然观其用药，仅杏仁是入肺经的，其他诸药，均以入脾胃为主，故所谓"化气"应以运化中焦之气为重心。其实，脾胃居中焦，为一身气机升降之枢纽，在津液代谢中也是处于核心地位。本案实际上重点是治脾，而不是肺，如果说归入太阴病，应以足太阴为主。

愚意以为，暑湿、湿温等病，中焦湿重，清阳不升为主者，属太阴病，如胃苓汤、三仁汤等证；热重者，为阳明病，如茵陈蒿汤证等；湿热并重者，则是太阴阳明合病，如苍术白虎汤、甘露消毒丹等证，不必分手、足阳明，手、足太阴，这样条理更明晰，与仲景六经体系更为契合。

【四维病机】太阴卫气分，暑湿袭表，表里同病，湿重于热。

乙丑七月廿二日，广，廿四岁。六脉洪大之极，左手更甚，目斜视，怒气可畏，两臂两手，卷曲而瘛疭，舌斜而不语三四日，面赤身热，舌苔中黄边白，暑入心包胆络，以清心胆之邪为要，先与紫雪丹。

连翘连心（五钱），羚羊角（三钱），竹茹（三钱），金银花（五钱），暹罗犀角（三钱），丹皮（三钱），麦冬（五钱），细生地（五钱），桑叶（三钱），天冬（三钱），鲜荷叶去蒂（一张）。

煮四杯，分四次服。又碧雪丹一两，每服三钱，凉开水调服。以神清热退为度，现在热厥。

廿三日，肝热之极，加天冬凉肝于前方内，加天冬三钱。其碧雪丹仍照前常服。

廿四日，暑入心胆两经，与清心络之伏热，已见小效，仍用前法而进之。

乌犀角（五钱），连翘连心（四钱），粉丹皮（五钱），羚羊角（三钱），银花（三钱），茶菊花（三钱），细生地（五钱），麦冬连心（五钱），冬桑叶（三钱）。

煮四杯，分四次服。

廿五日，加黄芩三钱，白扁豆花一枝，山连一钱五分，鲜荷花叶一枚。

廿六日，暑入心胆两经，屡清两经之邪，业已见效。今日饮水过多，水入微呕。盖暑必夹湿，议于前方内去柔药，加淡渗。

茯苓皮（五钱），银花（三钱），黄柏炭（二钱），生苡仁（五钱），连翘连心（三钱），真川连（一钱），羚羊角（三钱），犀角（二钱），冬桑叶

（三钱），黑山栀（三钱），茵陈（三钱），荷叶边（二枚）。

廿七日，暑热退后，呕水，身微黄，热退湿存。

云苓块连皮（五钱），银花（三钱），白蔻皮（二钱），生苡仁（五钱），连翘（三钱），黄柏炭（二钱），杏仁泥（三钱），茵陈（三钱），白通草（一钱），黑山栀（三钱）。

煮三杯，分三次服。

廿九日，热未尽退，舌起新白苔，胸痞。暑兼湿热，不能纯治一边。

飞滑石（六钱），银花（三钱），藿香梗（三钱），云苓皮（五钱），连翘不去心（三钱），真山连（一钱五分），杏仁泥（五钱），白蔻打碎（一钱五分），白通草（一钱），生苡仁（五钱）。

煮三杯，分三次服。

八月初二日，暑热已退七八，惟十余日不大便，微有谵语，脉沉。可与轻通阳明，与增液承气法。

细生地（六钱），元参（八钱），麦冬不去心（六钱），生大黄（四钱）。

煮成三杯，先服一杯，约二时不大便，再服第二杯，明早得大便，止后服；否则服第三杯。

初三日，温病下后，宜养阴；暑温下后，宜兼和胃。盖暑必夹湿，而舌苔白滑故也。脉缓，与《外台》茯苓饮意。

云苓块（五钱），麦冬不去心（五钱），广郁金（一钱），生苡仁（五钱），半夏（三钱），白蔻皮（一钱五分），藿香梗（三钱），厚朴（二钱）。

煮三杯，分三次服。

初五日，暑温热退湿存，故呕，腹不和，而舌有白苔。与三仁汤宜刚法。

杏仁（五钱），益智仁（一钱），苡仁（五钱），半夏（五钱），藿香梗（三钱），黄芩（三钱），厚朴（二钱），白蔻仁（一钱五分），生姜（三片）。

煮三杯，分三次服。

【解析】温热病热入营分证与热入心包证，很多表现相似，如神昏、谵语、痉厥、躁烦等，很多医者也认为二者治疗相似，甚则认为是同一个概念，同一个治法。那么这种看法是否正确，二者究竟是什么关系？如果二者有区别，又当如何鉴别呢？

以愚之体系，营分证按病位分有三处。

1. 心营为主者，主要表现为神志异常，包含部分心包证。但二者并不可等同，因为心包证亦有气分，甚则卫分之热影响心包者，如小儿高热惊厥，初起即可发生无汗、鼻塞、脉浮，虽有痉厥，实是卫分之热波及者，此厥多可较快缓解或自行缓解，显非心包营分证之危重可比。而心营证则只可能在营分，不在气分和卫分，兼症自然不同。

2. 营血为主者，主要表现为出血、斑疹等。如果有神昏，是兼有心包证。但营血证（如某些感染、出血性疾病）神志多可清醒，并不表现为心包证。

3. 营络为主者，主要表现为皮疹，如风疹（病毒疹较轻者）、麻疹、荨麻疹，甚则湿疹等，或有浅表部位出血如少量鼻衄等，以营络受热为主，多无生命危险。这些疾病与重症发斑（如 DIC）的预后迥异。因此，也不属于心包证。

营分证病性亦有虚实、寒热。在温热病之营分证，当分虚实。

营分虚证——阴液亏耗为主，多舌红绛少苔、低热、神昏语弱、脉细数。

营分实证——火热炽盛为主，舌红绛鲜泽，多有舌苔，热势较高，神昏躁狂，脉滑数有力。痰热湿浊瘀血等闭阻者，亦属营分实证，与邪陷心包证同义。

对照此案数诊，开始以清营汤法加减，配合紫雪、碧雪，清营分之热而养阴；后因夹湿，选用三仁汤、杏仁滑石汤等加减，可知患者并非纯虚之证。再结合初诊六脉洪大之极，面赤身热，舌苔中黄边白，说明当时即有阳明气分之热未除，且暑热夹湿浊内蒙心包，是气营同病、实多虚少。因此，起手用清营法，滋阴之品略嫌多且早。愚意当加用一些清气热之品如石膏、知母、滑石、栀子之类，气热为先、为源头，气热不除，营分之热难以透达外出，故"透热转气"，气分之见症不可忽视。

鞠通于营分证、心包证，未加明确鉴别，故治疗中补虚、祛邪关系的处理尚未十分恰当，故愚认为当仔细鉴别，辨证精详，才能丝丝入扣。

【四维病机】阳明厥阴气营分，阳明气分暑湿发黄、厥阴营分暑热动风。

丁卯六月十五日，王，三十八岁。暑温误表，汗如暴雨直流，有不可猝遏之势，脉洪芤，气短，与白虎人参汤。

生石膏（八两），知母（二两），粳米（一合），炙甘草（一两），洋参（八两）。

煮四碗，一时许服一碗，以汗止为度，不止再作服。

十六日，汗势减，照前方服半剂。

十七日，脉静身凉汗止，与三才汤三帖，痊愈。

【解析】暑温门诸案，"汗"是一个突出的症状，《景岳全书·暑证》归纳为"暑有八证：脉虚、自汗、身热、背寒、面垢、烦渴、手足微冷、体重是也"。出汗是暑证常见症状，为何有的医者还滥用发表之法？

这涉及古代对"暑"认识上的一个误区，就是认为暑有阴、阳之分，张景岳所归纳的"八证"是暑热证，有医家称之为"阳暑"，而又杜撰出"阴暑"一病，暑天人们易贪凉饮冷，为寒邪所伤，实质是寒证（或寒湿），而不是暑证。这种名实混淆的情况，在中医病名中不一而足，王孟英辨之甚详："更有妄立阴暑阳暑之名者，亦属可笑。如果暑必兼湿，而不冠以阳字；若知暑为热气，则不可冠以阴字。其实所谓阴者，即夏月之伤于寒湿者耳。设云暑有阴阳，而寒亦有阴阳矣……从无阳寒之说。"既然不可能存在"阳寒"，从逻辑上说，也不可能存在"阴暑"。

正是因为误以为"暑有阴阳"，混然而不加以区分病之寒热，初起即用套法解表，正如现代人一听到中暑，就想到用藿香正气散，似已约定成俗，如果误用于热证的"中暑"，甚至用于"热射病"，无异火上浇油，祸不旋踵！

揆之本案，应是前医不辨寒热，一遇暑证，即认为系外感暑湿，套用柴胡、葛根、羌活、防风发表，对于暑季外感风寒者适用，而用于暑热则误矣！故服后汗大如雨，但病不除，而反气短、脉洪而芤，助暑热而耗气伤津。鞠通识证准确，用大剂白虎加人参汤，其中石膏和西洋参用至八两，可谓有胆有识！用西洋参代人参，生津之效更佳。

此案与后面鞠通自治一案，均有汗大如雨，而后者用大剂桂枝汤，此用大剂白虎加参汤，一寒一热，倘辨证不精，反其道而行，岂不殆哉？

辨之之法，愚以为本案之汗因于里热，而非表虚，故其汗虽大，其肤及手足不凉；仅自觉背恶寒，而非通体皆恶寒；脉按之芤，而浮取仍洪大。关键处是舌红、面赤、烦渴多饮，一派里热亢炽之象，足以与桂枝汤证之汗出相鉴别。

【四维病机】阳明气分，暑温误表、热伤气津。

丁巳六月十三日，吴，四十岁。先暑后风，大汗如雨，恶寒不可解，先服桂枝汤一帖。为君之桂枝用二两，尽剂，毫无效验。次日用桂枝八两，服半剂而愈（鞠通自医）。

【解析】此案置于"暑温门"中，然观其症治，实非暑热之邪。除了发病季节外，还应具备发热、口渴、心烦、溲赤等暑热特性的临床表现，"暑温"的诊断方能成立，并不是所有发生在夏季的疾病都能诊断为暑温的，亦不能因症见"大汗、恶寒"就认定为白虎汤证，不能以仲景的"但见一证便是，不必悉具"作为诊断粗率的托词。

鞠通此案，应是夏季冒风受寒而得，不能因为病发在六月盛夏、其症"大汗如雨、恶寒"类似白虎汤证，就归于"暑温"门，应诊为"中风"。二者如不能鉴别清楚，误用白虎汤治之，祸不旋踵矣！鞠通于此处未暇细审，将二者混为一谈，恐贻误后学，不可不辨。

后人亦有曲为维护鞠通者，如《三订通俗伤寒论》269页云“廉勘中谓吴鞠通治温病初起恶风寒者用桂枝汤，实属可议。不知吴氏经验来自他的亲身经历，用大剂桂枝汤自医‘先暑后风，大汗如雨，恶寒不可解’之证”，即用此案来反驳何廉臣对于温病初起用桂枝汤的异议。其实，本案根本不是暑温，是暑季感受风寒，不应归于温病的范畴，而著书者不察，以此案作为论据是站不住脚的。

鞠通用桂枝汤，初用桂枝二两，次日加到八两，而芍药用量几何？如芍药仍为二两，是桂枝加桂汤，非桂枝汤矣。如桂枝、芍药均八两，始可言大剂桂枝汤。

虽然此案用大剂桂枝汤而效，究非常法，与《伤寒论》20条桂枝加附子汤证相较：大汗如雨，即汗漏不止之意，责之卫阳失固；恶寒不可解，即恶寒不因汗出而缓解，汗出后反而更加恶寒，是汗后卫阳更虚。故愚以为用桂枝加附子汤亦可获效，或不必用如此大量之桂枝？

【四维病机】太阳卫分，暑季感寒，卫阳不固。

丁亥闰五月廿二日，某。暑温误表，致有谵语，邪侵心包，热重面赤，脉洪数，手太阴症为多。宜辛凉芳香，以清肺热，开心包。阳有汗，阴无汗，及颈而还，极大症也。

生石膏（一两），连翘连心（三钱），丹皮（三钱），飞滑石（六钱），银花（三钱），桑叶（三钱），细生地（五钱），知母炒（三钱），甘草（二钱），苦桔梗（三钱）。

煮三大杯，分三次服。外服紫雪丹五分。

廿三日，脉之洪数者少减，热亦少退，舌心黑滑，大便频溏。暑必夹湿，况体厚本身湿痰过重者乎？议两清湿热。

云苓皮（五钱），连翘连心（三钱），藿香梗（三钱），生苡仁（五钱），银花（四钱），六一散（三钱），姜半夏（三钱），黄芩（一钱），白蔻仁（一钱）。

煮三杯，分三次服。外紫雪丹五分。

廿四日，脉洪大又减，但沉数有力，伏邪未净，舌中黑滑，耳聋，大便仍频溏。

云苓皮（六钱），苡仁（五钱），黄芩（三钱），姜半夏（五钱），连翘（三钱），银花（三钱），雅连姜汁炒（一钱），六一散（六钱），竹叶（三钱）。

煮三杯，分三次服。外服紫雪丹五分。

廿五日，即于前方内连翘、银花加至五钱，苡仁加至八钱，紫雪丹仍服五分。

廿六日，热渐退而未尽，脉渐小而仍数，面赤减，大便频数亦少，余邪未尽。

连翘（四钱），飞滑石（六钱），黄芩（三钱），银花（四钱），云苓皮（六钱），雅连（一钱），苡仁（五钱），姜半夏（五钱），甘草（一钱），白蔻连皮（一钱）。

煮四杯，分四次服。

廿七日，照前方仍服一帖。

廿八日，即于前方内加桑叶三钱，目白睛赤缕故也。

廿九日，大热虽退，余焰尚存，耳聋，与苦淡法。

银花（五钱），飞滑石（六钱），丹皮（三钱），连翘连心（三钱），云苓皮（六钱），苡仁（六钱），雅连炒（一钱），苦丁茶（三钱），牡蛎（五钱），龙胆草（一钱五分）。

煮四杯，分四次服。

六月初一日，脉静身凉，热已退矣，舌有新白滑苔，湿犹有存者，与三仁汤宣化三焦，通调水道。

云苓块连皮（六钱），苡仁（五钱），晚蚕砂（三钱），杏仁泥（三钱），泽泻（二钱），益智仁（一钱五分），姜半夏（三钱），白蔻仁（一钱五分），黄芩炭（一钱五分），藿香梗（三钱），通草（一钱）。

煮三杯，分三次服。

【解析】头汗出一症，《伤寒论》论述较多，概括起来约有以下几种：阳明湿热之茵陈蒿汤证；阳明水热互结之大陷胸汤证；阳明燥热阴伤证（误火变证）；阳明郁热之栀子豉汤证；阳明血热之热入血室证；少阳郁热之阳微结（小柴胡汤）；少阴阳气欲脱证。总之，以阳明病为多见。本案汗出及颈而还，结合“热重面赤，脉洪数”，当属阳明病无疑。鞠通归于太阴病，与仲景六经体系相牴牾。

由于初诊未记录舌苔，二诊则有舌心黑滑，是否开始时忽略了，还是病情发展到第二诊才出现湿热的舌象？无论哪种情况，初诊单纯用清热是不全面的，当湿热两清，否则“徒清热而湿不去，徒化湿而热愈炽”，后面数诊，鞠通注重了化湿，用黄芩滑石汤、半夏汤心汤、三仁汤等方化裁，始入坦途。

这则医案启发我们：在外感病治疗时，一定要注意辨清有无湿邪存在，如果忽略了，往往会走弯路，延误病情。

【四维病机】阳明厥阴气营分，阳明气分湿热、厥阴营分暑热闭窍。

庚寅六月廿一日，吴，廿岁。暑兼湿热，暑温不比春温之但热无湿，可用酸甘化阴，咸以补肾等法，且无形无质之邪热，每借有形有质之湿邪以为依附。此症一月有余，佥用大剂纯柔补阴退热法，热总未减，而中宫痞塞，得食则痛胀，非抹不可，显系暑中之湿邪盘踞不解，再得柔腻胶固之阴药与邪相搏，业已喘满，势甚重大。勉与通宣三焦法，仍以肺气为主，盖肺主气化气，气化则湿热俱化。六脉弦细而沉洪。

苡仁（五钱），生石膏（二两），厚朴（三钱），杏仁（四钱），云苓皮

（五钱），青蒿（二钱），连翘（三钱），藿香梗（三钱），白蔻仁（一钱五分），银花（三钱），鲜荷叶边（一片）。

煮四杯，分四次服。两帖。

廿三日，暑湿误用柔阴药，致月余热不退，胸膈痞闷，前与通宣三焦，今日热减，脉已减，但痞满如故，喘仍未定，舌有白苔，尤为棘手。

生石膏（一两），厚朴（三钱），藿香梗（三钱），飞滑石（四钱），连翘（三钱），小枳实（二钱），云苓皮（三钱），广皮（三钱），白蔻仁（二钱），生苡仁（五钱）。

煮三杯，分三次服。二帖。

廿五日，热退喘减，脉已稍平，惟仍痞，且泄泻，皆阴柔之累，姑行湿止泻。

滑石（五钱），姜半夏（三钱），黄芩炒（二钱），猪苓（三钱），云苓皮（五钱），广郁金（二钱），泽泻（三钱），藿香梗（三钱），通草（一钱），苡仁（五钱）。

煮三杯，分三次服。二帖。

廿七日，喘止，胸痞亦开，热虽减而未退，泻未止。

生石膏（一两），泽泻（三钱），姜半夏（五钱），飞滑石（六钱），黄芩（三钱），藿香梗（三钱），云苓皮（六钱）。

煮三杯，分三次服。二帖。

廿九日，诸症俱减，惟微热，大便溏，调理饮食为要。

云苓块连皮（五钱），猪苓（三钱），藿香梗（三钱），生苡仁（五钱），泽泻（三钱），炒黄芩（三钱），姜半夏（三钱），苏梗（二钱），白蔻仁（一钱），杏仁泥（二钱）。

煮三杯，分三次服。四帖。

【解析】鞠通初诊一段议论，阐发医理，颇为精妙，尤其"无形无质之邪热，每借有形有质之湿邪以为依附"一语，对临床辨治湿热类疾病极有指导意义。推而广之，外邪夹水、夹痰饮、夹瘀、夹食、夹郁等，均应当重视兼夹之邪的处理，否则有形之邪不去，则无形之热有所依附，必难祛除。俞根初《通俗伤寒论》有上述兼夹之邪的治法，可以互参。

本案暑湿误用滋阴，致中宫痞塞、得食则痛胀，系阳明湿热中阻、升降窒塞，愚意入手即当用泻心汤法——辛开苦降。中焦一通，而气机恢复升降，方始"气化则湿化"。鞠通仍执温病"始上焦"之说，一概责之于肺，谓"肺主化气，气化则湿热俱化"，那么从中治还是从肺治呢？似乎都有道理，但临床上用什么理论指导，必须要根据具体的表现来确定，不能教条主义。鞠通根据"喘"便定位在肺，强调治肺，是否确当？我们看张仲景的处理原则——"太阳与阳明合病，喘而胸满者，不可下也，与麻黄汤""短气，腹满而喘，大承气汤下之"。那么治上还是治中呢？应根据胸满、腹满之不同来灵活变化。故本案喘满兼中宫痞塞，当从中治为宜。事实上，二诊、三诊从肺治，仍痞满如故，四诊后改用泻心汤法，痞满即开，也说明了应当尽早从中治，直击病机的核心，避免走弯路。

【四维病机】阳明气分，暑湿困阻、三焦气机郁滞。

癸亥六月十二日，史，男，七岁。右脉洪大无伦，暑伤手太阴，有逆传心包之势，喘渴太甚，烦躁不宁，时有谵语，身热且呕，议两清心营肺卫之热。

川连（一钱），知母（一钱），藿香（一钱），竹叶（一钱），丹皮（一钱），生甘草（八分）。

日二帖。

十三日，诸症俱减，热已退，但右脉仍洪，舌黄而滑，呕未尽除。

飞滑石（一钱），连翘（一钱五分），川黄连（一钱），杏仁泥（一钱五分），银花（一钱五分），生甘草（八分），生薏仁（二钱），苇根（三

钱），荷叶边（二钱），炒知母（八分）。

二帖。

【解析】患儿谵语、烦躁不宁，有似热陷心包证，治法上明言“议两清营卫之法”，然观其处方用药，并无凉营之安宫牛黄丸、紫雪丹，亦无犀牛角、羚羊角等物，甚至麦冬、生地黄亦未使用，仅有竹叶、丹皮、连翘清心除烦，这与常规的营分治法不同。究竟该如何理解鞠通此案的清营之法呢？

首先，此案病位仍以卫气分为主，波及营分，鉴别的要点就在于“右脉洪大无伦、渴太甚”。鞠通在前案曾指出，渴与不渴是区分邪在气分还是血分的一个重要症状，渴甚故属气分；另外，脉洪大也是白虎汤证的典型脉象，如果是邪已入营，脉以细数为主。因此治疗的重心仍在透解卫气分之热，倘若过早应用较多凉营之品，反而凉遏其邪，引其深入，故“透”之一法，是温病学家的独得之秘，可补仲景学说之未备。叶天士云“入营犹可透热转气”，本案用金银花、连翘、竹叶之外透，正是此义。

其次，本案除暑热之气外，另兼有湿邪，方中杏仁、藿梗、厚朴及后诊之滑石、荷叶、薏苡仁等，均是宣气化湿之品。夹湿之温病，不宜过早、过度使用凉营滋阴之品，以防冰伏、滞气。

鞠通此案，颇多启迪，从另一个角度完善了营分之治。《温病学》教材论及营分证治，主要有热闭心包、热灼营阴、气营两燔证，以清热、滋阴、清心开窍，或化痰、息风等治法为主，选方上主要是清宫汤、清营汤、加减玉女煎，配合“凉开三宝”等，而针对邪初入营的治疗，较少论及。此时若一概施用上述治法，药过病所，有引邪深入之弊。而鞠通此法，轻清宣透稍佐清营，恰到好处，值得师法。

可见，治病一难在于认证，杜诗云“老来渐于诗律细”，辨证越精详，治疗的针对性、准确性越高；二难在于用药，同一营分证，甚至是同一方证，用药轻重深浅，还须斟酌，不能一概而论。噫！医岂易言哉？

【四维病机】阳明气营分，暑热夹湿、气营两伤。

<u>癸亥七月初二日，兴男，三岁。</u>暑湿伤脾，暮夜不安，小儿脉当数而

反不数，且少腹以下常肿痛，肝肾亦复虚寒；况面色青黄，舌苔白，手心时热，调理乳食要紧，防成疳疾。议腑以通为补，食非温不化例。

生薏仁（二钱），炒半夏（一钱五分），小枳实（八分），杏仁泥（一钱五分），厚朴（一钱五），白蔻仁（四分），焦神曲（一钱五分），扁豆炒（一钱），广皮炭（八分），小茴香炒（一钱），生姜煨（三小片），鸡内金（一钱）。

四帖。

初六日前证已愈，惟脾尚虚弱，以疏补中焦为主。

【解析】此案虽列入暑温门中，实非暑温，诊断为寒湿更确切，理由如下。

1. 有疑似暑热之象：暮夜不安、手心时热，但其热是外感之暑热，还是食积化热？李东垣先生在《内外伤辨惑论》对外感和内伤之热，辨之甚详：一般外感发热多是手背热甚于手心，内伤饮食劳倦多是手心热甚于手背；外感为阳、内伤属阴，昼为阳、夜属阴，因此暮夜不安，多为内伤之热。鞠通于两症特别突出其特征，就是指明患儿之热为内伤饮食之热，而非外感暑温之热，可见他对东垣学说亦研究有素。

2. 寒湿之象明显：面色青黄、舌苔白，是脾虚湿困之象；少腹以下常肿痛，是肝肾经之寒。故本案热积轻而寒湿重。寒湿为本，郁热为标，对病机反复推求，在临床思辨中非常重要。

3. 从处方用药看：本方为三仁汤、橘枳姜汤加消导之品而成。三仁汤去竹叶、滑石、通草之凉，以免助寒；橘枳姜汤加消导之品，以行气消积除水湿；小茴香和煨姜，有温通寒湿之功。从方药可推测其病机当是寒湿，而非暑湿。最后以疏补中焦收功，说明素体脾胃不足。

综上所述，本案实为寒湿伤脾、失于运化，故不当归入暑温门中。

此案再一次证明，我们诊断疾病不能仅根据季节，而要通过分析病机，才能做出一个正确的病名诊断。

【四维病机】太阴气分，中寒气滞、复感湿邪。

田，十四岁。暑温误下，寒凉太多，洞泄之后，关闸不藏，随食随便，完谷丝毫不化，脉弦。与桃花汤改粥法。

人参，赤石脂末，干姜，炙甘草，禹余粮细末，粳米。

先以人参、甘草、干姜三味煎去渣，汤煮粥成，然后和入赤石脂、禹余粮末。愈后补脾阳而大健。

【解析】暑温是否可以用下法，当根据病机来定，而不是根据病名来拟定治法的。假如有腑实之证，当下而失下，为误；反之，无可下之征而下之，亦误也。此虽老生常谈，但医者仍不免时时蹈此覆辙，值得警惕！

此案本非下证而误用寒凉攻下，损伤阳气，出现洞泄、完谷不化。此时如何救误？鞠通叙证太略，未能指出鉴别诊断的要点，倘后学读之，不加思索，径用温补固涩，亦足以误人，故辨之如下：

《伤寒论》明言误下后，出现下利不止、下利清谷（谷不化）两症者，主要见于四逆汤（及通脉四逆汤）、甘草泻心汤、桂枝人参汤，而桃花汤则以便脓血为主症，未必下利清谷。当然，病机相同时，亦可活用之。这四类汤证体现了回阳救里、辛开苦降、温中解表、固涩下焦这四类治疗大法。如果遇到此案的情况“洞泄、完谷不化”，选择哪种治法呢？

1. 四逆汤证：除下利清谷外，突出的症状是手足逆冷，脉细弱或微弱等全身阳气不足、阴寒内盛之象，因为无有形之邪内结，故腹不胀、不满，腹诊时心下按之是柔软的、无明显抵抗感、腹力很弱，多见大便溏薄、气味不重。

2. 甘草泻心汤证：突出的表现是下利、谷不化，同时兼有心下痞硬，腹诊时腹力中等或偏弱，但心下有明显抵抗感，按之有一定的紧张度。大便的性状往往是黏滞的糊状，气味相对较重。

3. 桂枝人参汤证：理中汤“利在中焦”，同时亦可见心下痞，其痞为纯虚痞。腹诊时腹力弱、心下略有抵抗感但不强、紧张度低，或者竟没有心下痞的见证，而是全腹胀感，且喜揉按、喜温敷。

4. 桃花汤证：此仲景所言“利在下焦”者也，赤石脂固涩、干姜温中有摄，可入血分，故对于下利脓血者尤适。即使无脓血而完谷不化、滑脱失禁者，亦可用之。因是固涩为主，当排除内有实邪方可用之。故本汤证无心下痞、其腹不痛或痛不甚（《伤寒论》原文亦有“腹痛”一症），即使隐痛亦不拒按，而是喜揉按。

因此，鞠通见洞泄、完谷不化等“主证”，即投以桃花汤加味，而未加鉴别。我们学习医案，不仅在于结果用什么方，更重要的是学习其思辨过程，也就是要“知其然，更知其所以然”。

仲景《伤寒论》对于腹诊的记述俯拾皆是，可惜后世重视不足，几成绝响！而东洋反大行其道，今人欲学腹诊，需师事东洋，痛心！鞠通先生于腹诊亦未重视，其著作中甚少提及，而王孟英先生则能重视，并呼吁“凡视温证，必察胸脘，如拒按者，必先开泄……虽舌绛神昏，但胸下拒按，即不可率投凉润，必参以辛开之品”。

【四维病机】少阴气分，暑温误下、阳虚不固。

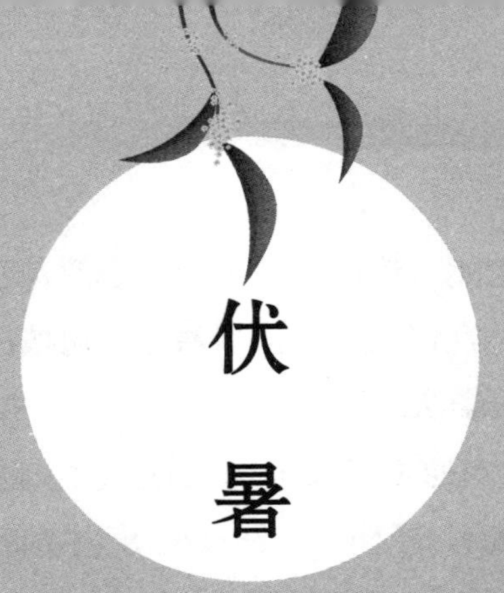

伏暑

壬戌八月十六日，周，十四岁。伏暑内发，新凉外加。脉右大左弦，身热如烙，无汗，吐胶痰，舌苔满黄，不宜再见泄泻。不渴，腹胀，少腹痛，是谓阴阳并病，两太阴互争，难治之症。议先清上焦湿热，盖气化湿热亦化也。

飞滑石（三钱），连翘（二钱），象贝母（一钱），杏仁泥（一钱五分），银花（二钱），白通草（一钱），老厚朴（二钱），芦根（二钱），鲜梨皮（二钱），生苡仁（一钱五分），竹叶（一钱）。

今晚一帖，明早一帖。

十七日，案仍前。

飞滑石（三钱），连翘（二钱），鲜梨皮（一钱五分），杏仁泥（一钱五分），冬桑叶（一钱），银花（二钱），老厚朴（一钱五分），薄荷（八分），扁豆皮（二钱），苦桔梗（一钱五分），芦根（二钱），荷叶边（一钱五分），炒知母（一钱五分）。

午一帖，晚一帖，明早一帖。

十八日，两与清上焦，热已减其半，手心热甚于手背，谓之里热，舌苔红黄而厚，为实热。宜宣之，用苦辛寒法。再按：暑必夹湿，按腹中之痛胀，故不得不暂用苦燥法。

杏仁泥（三钱），木通（二钱），真山连姜汁炒黄（一钱五分），广木香（一钱），黄芩炭（一钱），厚朴（一钱五分），小茴香炒黑（一钱五分），栝蒌连皮仁（八分），炒知母（一钱五分），小枳实打碎（一钱五分），槟榔（八分），广皮炭（一钱）。

煮二杯，分二次服。

十九日，腹之痛胀俱减，舌苔干燥黄黑，肉色绛，呛咳痰黏。幼童阴气未坚，当与存阴退热。

麦冬不去心（六钱），煅石膏（四钱），丹皮（五钱），沙参（三钱），细生地（四钱），杏仁（三钱），元参（五钱），炒知母（二钱），蛤粉（三钱），犀角（二钱），生甘草（一钱）。

煮三杯，分三次服。

二十日，津液稍回，潮热，因宿粪未除，夜间透汗，因邪气还表，右脉仍然浮大，未可下，宜保津液，护火克金之嗽。

细生地（六钱），元参（六钱），霍石斛（三钱），焦白芍（四钱），麦冬（六钱），柏子霜（三钱），煅石膏（三钱），沙参（三钱），牡蛎粉（一钱五分），杏仁泥（二钱），犀角（一钱）。

煮三杯，陆续服。

廿一日，诸症悉解，小有潮热，舌绛苔黑，深入血分之热未尽除也，用育阴法。

沙参（三钱），大生地（五钱），牡蛎（三钱），麦冬不去心（六钱），焦白芍（四钱），丹皮（三钱），天冬（一钱五分），柏子霜（三钱），甘草炙（二钱）。

头煎二杯，二煎一杯，分三次服。

廿二日，津液消亡，舌黑干刺，用复脉法。

大生地（六钱），麦冬不去心（六钱），柏子霜（四钱），炒白芍（六钱），丹皮（四钱），火麻仁（三钱），生鳖甲（六钱），阿胶冲（三钱），炙甘草（三钱），生牡蛎（四钱）。

头煎三杯，今日服；二煎一杯，明早服。

廿三日，右脉仍数，余邪陷入肺中，咳甚痰艰，议甘润兼凉宣肺气。

麦冬不去心（一两），细生地（五钱），象贝（三钱），沙参（三钱），杏仁泥（三钱），冬桑叶（三钱），玉竹（三钱），苦桔梗（三钱），甘草（三钱），丹皮（二钱），茶菊花（三钱），梨皮（三钱）。

一帖药分二次煎，每煎两茶杯，共分四次服。

廿四日，舌黑苔退，脉仍数，仍咳，腹中微胀。

细生地（五钱），麦冬不去心（五钱），藿香梗（二钱），茯苓块（三钱），沙参（三钱），广郁金（一钱五分），杏仁粉（三钱），丹皮（三钱），生扁豆（三钱），苦桔梗（三钱），象贝母（二钱）。

煎三杯，渣再煎一杯，分四次服。

廿五日，昨晚得黑粪若许，潮热退，唇舌仍绛。热之所过，其阴必伤，与复脉法复其阴。

大生地（八钱），麦冬不去心（一两），火麻仁（三钱），炒白芍（六钱），沙参（三钱），真阿胶冲（二钱），生鳖甲（五钱），元参（三钱），炙甘草（三钱），生牡蛎粉（五钱），丹皮（三钱）。

水八碗，煮成三碗，分三次服。渣再煮一碗，明早服。

廿六日，又得宿粪若许，邪气已退八九，但正阴虚耳，故不欲食，晚间干咳无痰。

大生地（八钱），麦冬不去心（六钱），火麻仁（三钱），生白芍（五钱），天冬（二钱），牡蛎粉（三钱），北沙参（三钱），阿胶冲（三钱），炙甘草（三钱）。

煮三杯，分三次服，外用梨汁、藕汁、荸荠汁各一黄酒杯，重汤炖温频服。

廿七日，热伤津液，大便燥，微有潮热，干咳舌赤，用甘润法。

细生地（五钱），元参（六钱），知母炒黑（二钱），火麻仁（三钱），麦冬不去心（六钱），阿胶（二钱），郁李仁（二钱），沙参（三钱），梨汁冲（一杯），荸荠汁冲（一杯）。

煮三杯，分三次服。

廿八日，伏暑内溃，续出白痦若许，脉较前恰稍和，第二次舌苔未化，不大便。

麦冬不去心（六钱），大生地（五钱），元参（三钱），沙参（三钱），牛蒡子炒，研细（三钱），阿胶（一钱五分），连翘连心（二钱），生甘草（一钱），麻仁（三钱），银花炒（二钱）。

煮三杯，分三次服，服此，晚间大便。

九月初四日，潮热复作，四日不大便，燥粪复聚，与增液承气汤微和之。

元参（五钱），细生地（五钱），麦冬（五钱），炙甘草（一钱），生大黄（二钱）。

煮二杯，分二次服，服此，得黑燥粪若许，而潮热退，脉静。以后与养阴收功。

【解析】本案前后共十四诊，历时十八天，曲折反复，真可谓抽丝剥茧！故伏暑有"秋呆子""伏半年"之称。外感热病中，伏暑辨之难，治之更难，而患家坚信医者，甚难！（观王孟英等人医案，病家频频更换医生，可知）。如此疑难之病，《温病条辨》论之甚简，仅有5条，幸有鞠通此案，后学可窥伏暑治疗之缠绵往复，故愚将伏暑详为解析如下。

（一）伏暑论治应处理好四大关系

1. 表与里的关系

伏暑之发，吴鞠通认为系“长夏受暑，过夏而发者，名曰伏暑”。之所以发病，多是先有暑热或暑湿内伏，至秋后感邪而诱发，但也有不因外邪诱发者。因此，伏暑之发，是否有表证，需要辨清。

（1）外邪诱发，表证为主者，须重解表：伏者因外邪引动者，尤其是感受风寒者，多有表证，见恶寒、头痛、身痛酸楚、无汗或少汗等，需要注意解表，否则表邪不去，内伏之湿热更无路可出。正如《六因条辨》论伏暑第一条即云：“伏暑秋发，头痛无汗，恶寒发热，身痛，胸腹满闷，或吐或泻，此新感外邪，引动伏暑。宜用香薷饮合正气散，表里两和也。”

（2）伏邪自发，表证甚轻，治里为主兼表：《六因条辨》伏暑第二条，即论不因外邪诱发者：“伏暑微恶寒发热，呕恶泄泻，脘闷舌白，此伏邪内动。宜用藿香正气散，疏滞利湿也。此发明伏邪之异于新邪，既无头痛身疼，则表邪甚微；而恶寒发热，脘闷吐泻，为伏邪发动，并无新邪勾引也明矣。”

（3）伏邪内发，初起即现里证者，不须解表：如《全国名医验案类编》有“阳明伏暑”案，病发于小除夕，而初起即见“大渴恶热气粗，遍身汗如雨淋，脉洪大而数”，用竹叶石膏汤二剂愈。

表、里治疗的先后主次，是一个大关键，正如叶天士所言“恐前后不循缓急之法，虑其动手便错矣”。但伏暑为病必有里证，故不可一味解表；有的解表后病反加重，乃里热外达之象，医者不必惊惶。病家亦不可因表散后热暂退而误以为病愈，遂恣食生冷厚腻，加重病情。

2. 暑与湿的关系

伏暑有暑热内伏者，但更多是暑湿，因此病情缠绵，治疗时热退复起，一层复一层，犹如抽丝剥茧，这是湿邪的特点决定的。另外，如果治疗时仅注意清热，应用苦寒、甘寒之品，这足以加重湿邪，病深难解。因此，在治疗伏暑时，一定要注意辨别湿邪的有无、轻重，是湿重于暑，还是暑重于湿，是否兼夹食滞、气滞、痰饮。只有恰当地处理好这些兼邪，才能使其"不与热相搏，势必孤矣"。

3. 燥与湿的关系

暑多夹湿，但伏暑病情缠绵，变化多端，再加上治疗中如果未能处理好清热与化湿的关系，往往出现湿化燥、燥转湿的情况，此时医生如不能胸有成竹，病家频频更医，则杂药乱投，左支右绌，焦头烂额矣。对于伏暑这一特性，要有充分认识，这样在治疗中就能注意用药的"度"，不能燥湿太过以免化燥，也不能滋阴太过而助湿。

清代方耕霞在评《王旭高临证医案》时将湿邪的特点做了论述，并与温热治法做一鉴别，极有见地。方氏云："温邪从温化火，火退而病解；伏暑从湿化燥，燥去而湿或再来。所以然者，湿虽化燥，终属阴邪，且湿最伤中，中虚而阴湿易生，故清到六七，须为审顾……总宜验舌，若浓白而未化黄燥者，虽满亦不可下。下之不但邪势不服，中气大伤，更为难治。须识气通病解四字，其于治伏暑，思过半矣。"

另外，方氏还强调伏湿于内者，滋阴之法需审慎而用，或同时兼用化湿："再者热虽灼而汗少，苔虽燥而灰黄，若渴饮不多，或多而胸痞，凉苦可用，须佐芳香。若龟板、鳖甲、鲜石斛、鲜生地等，清滋沉降宜慎，每见愈投愈燥者矣。其故由暑必夹湿，中气不升化，清滋抑遏而邪愈不化也。"鉴别的要点就在于"渴饮不多、胸痞"，当然还有脘腹易胀、胃纳不馨等。

此案前三诊均以化湿为主，或辛凉轻宣，或芳化淡渗，或苦燥行气。三诊后则转手滋阴清热，即燥湿互化之明证。

4. 正与邪的关系

暑邪与湿邪何由内伏而发为伏暑？《温病条辨》认为是"气虚"，石寿棠认为是"阴液亏损"，吴达认为是"中气虚馁"。三家虽对伏暑患者的内在因素认识不一，或气虚，或阴伤，或中气虚馁，但总以正气虚衰为是。亦可看出，人体正虚是导致伏暑邪气内伏的重要依据和前提，正所谓"至虚之处，便是容邪之所”。因此，治疗伏暑不仅要重视祛邪，还要重视扶正。余曾治一颅内感染之发热患者，病发于深秋，诊为伏暑，予竹叶石膏汤合青蒿鳖甲汤，因患者久病体瘦、面色苍白、声低气怯，加入扶正之黄芪、五爪龙，热退而较快恢复。

但亦有看似虚弱之体，而证候为实，始终需注重攻邪者。如柳宝诒在《温热逢源》中治一人，多次用凉膈散、大黄黄连泻心汤、调胃承气汤等，最后总结道：“然从此可知，时病之余热不除，皆由积垢不清所致，断不可顾虑其虚，转致留邪生变也。又此证最易惑者，其脉始终细弱，毫无实象。惟将见证细意审察，究属体虚证实，惟有用洋参、鲜地、石斛、大黄，以养阴泄热，为至当不易之治。”

（二）伏暑用六经辨证

叶天士、吴鞠通等医家，认为《伤寒论》的六经辨证不适合于温病，而柳宝诒对此辩之甚详，他在《温热逢源》“论伏邪外发须辨六经形证”中说：“近贤叶氏，始有伤寒分六经，温病分三焦之论，谓出河间。其实温热病之法，至河间始详；至温病分三焦之论，河间并无此说，其书具在，可复按也。厥后吴鞠通着温病条辨，遂专主三焦，废六经而不论。殊不知人身经络，有内外浅深之别，而不欲使上下之截然不通也。其上焦篇提纲云：凡温病者，始于上焦，在手太阴。试观温邪初发者，其果悉见上焦肺经之见证乎？即或见上焦之证，其果中下焦能丝毫无病乎？鞠通苟虚心诊视，应亦自知其说之不可通矣。况伤寒温热，为病不同，而六经之见证则同；用药不同，而六经之立法则同。治温病者，乌可舍六经而不讲者哉。”

并将六经形证归纳如下，对于六经理法辨治温热病，颇具规矩。

表证：发热、恶寒、身痛、四肢拘急、喘。

太阳经证：头痛、项脊强、脉浮。

阳明经证：目痛、鼻干、唇焦、漱水不欲咽、尺寸俱长。

少阳经证：耳聋、胸满、胁痛、目眩、口苦、苔滑、脉弦。

半表里证：呕吐、寒热往来、头汗、盗汗。

太阴经证：腹微满、脉沉实、自利。

少阴经证：口燥咽干而渴、咽痛、下利清水、目不明。

厥阴经证：少腹满、囊缩、舌卷、厥逆、消渴。

太阳腑证：口渴、溺赤。

阳明腑证：潮热、谵语、狂乱、不得眠、自汗、手足汗、便闭。

鞠通此案初诊谓病在两太阴，按以上六经辨证，当属太阳阳明。

（三）鞠通论治伏暑方面的不足

鞠通治伏暑对应用下法较为谨慎，此案屡进养阴，数诊后始用增液汤或增液承气汤，每用下则潮热平，不久复作，滋阴之后再下。如此反复多次，慎重可知。其思想对后人影响颇大，如清代无锡名医张聿青治一伏暑的医案十诊（当代徐湘亭老中医整理），谨遵鞠通法，不敢用下，神昏终不能除。徐湘亭先生评价道："具阳明腑证，不用大小承气，而先后用增液承气与新加黄龙汤，以顾存津液，余谓先生步步为营，谨慎太过……揆之先生此案，用药过轻，而收效不大，以致下案发生波折，值得研究。"

与之相比，柳宝诒治伏暑而当下者，则果断用下，《温热逢源》中"伏温热结胃腑证治"的两个医案可证。柳氏说："热结而成燥粪者，行一二次后，燥粪已完，热邪即尽。若溏粪如烟膏霉酱者，或一节燥、一节溏者，此等证，其宿垢最不易清，即邪热亦不易净。往往有停一二日再行，有行至五六次，多至十余次者。须看其病情如何，以定下与否。慎勿震于攻下之虚声，遂谓已下不可再下，因致留邪生变，而受养痈之实祸也。"柳氏此说，平正公允，可从。

【四维病机】阳明少阴气血分，阳明伏暑夹湿、燥湿相兼，少阴阴血耗伤。

癸亥十二月十一日，陈，廿八岁。左脉洪大数实，右脉阳微，阴阳逆乱，伏暑似疟，最难即愈。议领邪外出法。

生鳖甲（二两），麦冬不去心**（八钱），粉丹皮（三钱），桂枝尖（三**

钱），沙参（三钱），炒知母（三钱），焦白芍（三钱），青蒿（四钱），炙甘草（一钱五分）。

煮三碗，分三次服。

十四日，伏暑寒热往来已愈，不食，不饥，不便，胸中痞闷，九窍不和，皆属胃病。

半夏（五钱），茯苓块（五钱），桂枝（一钱五分），党参（三钱），生苡仁（五钱），广皮（一钱五分），青皮（一钱五分），广郁金（二钱）。

煮三杯，分三次服，服三帖。

十七日，久病真阳虚则膺痛，余邪化热则口苦，正气不复则肢倦。

生洋参（二钱），桂枝（三钱），广皮炭（一钱五分），茯苓块（三钱），半夏（三钱），炙甘草（一钱五分），焦白芍（三钱），生姜（二片），大胶枣（二枚），黄芩炭（一钱五分）。

煮三杯，分三次服。

【解析】鞠通于脉法心得颇多，此案从“左脉洪大数实，右脉阳微”即可得出病机。左属阴血，左脉洪大数实，说明有血分伏热；右属阳气，右脉阳微，说明阳气不足，故用青蒿鳖甲汤合桂枝汤治疗，别开生面。一般辨证，往往只辨其一端，鞠通能兼顾寒热气血而并治之，可见手眼不凡。

三十年前，愚随江苏泰县儿科名医王玉玲先生学习。有一失眠患者，心烦不得卧，舌红，然手足不温，面色偏白，王老处以黄连阿胶汤合桂枝加龙牡汤而效。当时颇为不解：一寒一热，怎能加在一起治疗？黄连、黄芩则伤阳；桂枝、生姜则助火，不是互相掣肘吗？今阅鞠通此案，始悟当时患者可能亦有右脉不足之象，血热与阳虚并见，则清热与温补并行不悖，各行其事。

用青蒿鳖甲汤后，血分伏热透解，而寒热除。但气分痰湿困阻、阳气不振，故二、三诊均治在气分。二诊以六君子汤、半夏秫米汤化裁；三诊阳气虚，余邪化热，处方柴胡桂枝汤合二陈汤，但较原方少一柴胡，是传抄遗漏，还是鞠通受叶氏影响，忌用柴胡？愚意此痰湿为患，用柴胡勿虑伤阴之弊。

【四维病机】太阳太阴厥阴卫气营分，太阳卫分风寒、太阴中焦停饮、暑伏厥阴营分。

乙丑八月廿二日，靳，十九岁。不兼湿之伏暑误治，津液消亡，以致热不肯退，唇裂舌燥，四十余日不解，咳嗽胶痰，谵语口渴。可先服牛黄清心丸，清包络而搜伏邪；汤药与存阴退热法。

细生地（三钱），麦冬不去心（五钱），生扁豆（三钱），生鳖甲（五钱），沙参（三钱），生甘草（一钱），生牡蛎（五钱），炒白芍（三钱）。

煮三杯，分三次服。

廿四日，暑之偏于热者，误以伤寒足经药治之，以致津液消亡。昨用存阴法兼芳香开络中闭伏之邪，已见大效。兹因小便赤甚而短，热虽减而未除，议甘苦合化阴气法。二甲复脉汤加黄芩三钱，如有谵语，牛黄丸仍服。

廿六日，昨用甘苦合化阴气法，服后大见凉汗，兹热已除，脉减，舌苔尽退，但六脉重按全无，舌仍干燥。议热之所过，其阴必伤例，用二甲复脉汤，重加鳖甲、甘草。八帖。

【解析】此案为不兼湿气之伏暑，前医误治伤阴，故鞠通用二甲复脉汤合安宫牛黄丸，后再加黄芩，甘苦合化。此存阴退热法，为鞠通所擅长，与暑热伤阴者合拍，其效必矣，故毋庸详解。

【四维病机】阳明少阴气血分，阳明燥热津伤、内犯少阴营血。

乙丑九月十六日，兴，六十四岁。夏伤于湿，冬必咳嗽。况六脉俱弦，木旺克土，脾土受克则泄泻，胃土受克则不食而欲呕，前曾腹胀，现在胸痞，舌白滑，此寒湿病也。而脉反数，思凉思酸，物极必反之象，岂浅鲜哉！急宜戒恼怒，小心一切为要。

姜半夏（三钱），飞滑石（三钱），生苡仁（五钱），杏仁泥（四钱），旋覆花包（二钱），广郁金（二钱），茯苓皮（五钱），白蔻皮（一钱），白通草（一钱）。

水五杯，煮取两杯，渣再煮一杯，分三次服。

十八日，脉数，甚思凉，湿中生热之故。

飞滑石（六钱），苡仁（六钱），白蔻仁（一钱五分），茯苓皮（六钱），半夏（四钱），广郁金（二钱），杏仁泥（六钱），黄芩（二钱），白通草（二钱），藿香梗（三钱），枳实（一钱）。

水八碗，煮取八分三茶碗，渣再煮一碗，日三夜一，分四次服，二帖。

廿日，伏暑必夹火与湿，不能单顾一边。至服药后反觉不快，乃久病体虚不任开泄之故。渴思凉者，火也，得水则停者，湿也。

生石膏（六钱），半夏（三钱），炒知母（一钱五分），杏仁泥（六钱），黄芩（一钱），蔻仁（一钱）。

煮三杯，分三次服。

廿二日，于前方内去蔻仁，加生石膏四钱，藿香梗三钱，炒知母五分，飞滑石四钱，白通草一钱五分。加入前方内，煮四杯，分四次服。

廿七日，饮居右胁，不得卧，格拒心火，不得下通于肾，反来铄喉，故嗌干。

姜半夏（五钱），杏仁（三钱），小枳实（三钱），茯苓皮（三钱），香附（三钱），藿香梗（三钱），旋覆花包（三钱），广皮（二钱），苏子霜（三钱）。

煮三杯，分三次服。

十月初二日，小便不通，于前方内加飞滑石三钱，生苡仁三钱，白通

草一钱五分。前后共八帖。

初六日，小便已通，于前方内去滑石、通草、生苡仁，服五帖而痊愈。

【解析】叶天士先生《温热论》中曾论及苦泄及辛泄之不同，曰：“……当用苦泄，以其入腹近也。必验之于舌：或黄或浊，可与小陷胸汤或泻心汤，随证治之；或白不燥，或黄白相兼，或灰白不渴，慎不可乱投苦泄……宜从开泄，宣通气滞，以达归于肺。”陈光淞认为开泄可选用《温病条辨》三仁汤、宣痹汤、三香汤等。

要点：胃痛或痞胀者，必须苔黄厚腻或黄浊，属湿热并重或热重于湿，才可用苦泄（苦寒燥湿或辛开苦降）；如果是舌苔白腻，或白为主略黄，甚到灰白（寒湿），属寒湿或湿重热轻，则不能用苦寒降泄之品，而用轻苦微辛的开泄之法，如三仁汤之类。

依个人愚见，叶氏《温热论》以新感为主，于伏邪所论较少，故此段苦泄、开泄凭舌象而定，亦只限于新感温病，因为新感是由外入里，渐渐化热，故舌苔多是由白转黄，提示热邪一步步入里加重，而伏气温病则是由里达表，热邪由隐而显，舌苔虽白，实是热邪或是寒湿内郁而不能外显，并非邪在卫表浅层。柳宝诒《温热逢源》云：“若邪伏阴经，不涉胃腑，则虽邪热已剧，仍不见有舌苔也……迨邪热郁极而发，脉之细弱者，忽变而浮大弦数；舌之淡白者，倏变而灰黑干绛，则势已燎原。”

揆之本案，鞠通以其苔白滑认为是寒湿，即使已有思凉思酸，却仍认为是假象（物极必反），故用三仁汤开泄。如果辨证用方准确，当湿开热达，患者一般自觉舒适，但也可能热邪外出反而加重。第三诊“至服药后反觉不快”即是此种反应，而鞠通反认为“乃体虚久病，不任开泄之故”。误矣！愚意以为，患者本是湿遏热伏，只是类似寒湿，但已有思凉、脉反数，热象明矣。故后诊选用白虎以清热，其焰方熄。其实初诊即当重视清热，但由于鞠通对伏邪的演变未能重视，加以尊崇叶氏太过，拘于白苔当用开泄之诫，故用药“单顾一端”而不全面。因鞠通之前，伏邪学说未成体系，至柳宝诒、刘吉人等始得完善，任何学说的发展都不是一蹴而就的，故亦不能苛责鞠通。

其后“饮居右胁，不得卧”，用香附旋覆花汤合橘枳姜汤，是鞠通独到的经验，屡用不爽，余在临床中常常师法。

另，案中“夏伤于湿，冬必咳嗽”，与《黄帝内经》原文不符，当是“秋伤于湿，冬生咳嗽”。

【四维病机】少阳阳明太阴气分，阳明暑热、太阴湿郁、少阳痰饮气郁。

巴，廿八岁。面目青黄，其为湿郁无疑；右脉单弦，其为伏饮无疑；嗳气胸痛，合之左脉弦，其为肝郁无疑。上年夏日，曾得淋症，误服六味汤丸酸甘化阴，致令暑湿隐伏久踞，故证现庞杂无伦，治法以宣化三焦，使邪有出路，兼和肝胃，能令食为要。

生石膏（八钱），半夏（五钱），生苡仁（五钱），飞滑石（一两），萆薢（四钱），茯苓皮（五钱），旋覆花包（三钱），香附（三钱），广郁金（三钱），杏仁泥（三钱），通草（二钱），晚蚕砂（三钱）。

煮成四碗，分早、中、晚、夜四次服。

此症方案失收，故不全录，自四月至八月一日，不断服药，诸症从面目青黄逐渐退净而愈。其面青由额往下，由耳往中，约十日退一晕，及退至鼻柱，约月余方亮，皆误服柔药之弊。所用不出此方，故方不全而案可载，欲为隔年暑湿之症开一门路。

【解析】患者一年前患淋，淋证多为下焦湿热，当清热利湿，而反误用六味地黄丸滋阴，则湿邪得阴柔药而不能出，隐伏于下，再加上气郁、饮停等，引发潜伏之暑湿，导致伏暑之病。本案多种病邪胶结，有湿、热、痰饮、气郁，故鞠通以三仁汤化湿通利三焦、香附旋覆花汤化饮解郁、石膏配半夏以解饮郁之热、蚕砂伍萆薢逐下焦湿浊，一方而兼顾之，效应非常，确是斫轮老手。

此案启发我们：伏暑之因，除前文所述气虚、阴虚、中气虚馁之外，误治不可忽视！医者偶然之疏忽，则贻留患者数年之苦痛，可不慎哉！

【四维病机】少阳阳明太阴气分，阳明暑热、太阴湿郁、少阳痰饮气郁。

丙寅六月初六日，某。其人本有饮咳，又加内暑外凉，在经之邪似疟而未成，在腑之邪泄泻未止，恐成滞下，急以提邪外出为要。按六脉俱弦之泄泻，古谓之木泄，即以小柴胡汤为主方，况加之寒热往来乎？六脉俱弦，古谓脉双弦者寒也，指中焦虚寒而言，岂补水之生熟地所可用哉！现在寒水客气，燥金司天，而又大暑节气，与柴胡二桂枝一法。

柴胡（六钱），焦白芍（三钱），青蒿（二钱），桂枝（三钱），藿香梗（三钱），生姜（三钱），半夏（六钱），广橘皮（三钱），大枣去核（二钱），黄芩（二钱），炙甘草（一钱）。

煮三杯，分三次服。寒热止即止。

初八日，寒暑兼受，成疟则轻，成痢则重。前与柴胡二桂枝一汤，现在面色青，热退寒重，痰多而稀，舌之赤者亦淡，脉之弦劲者微细，不渴，阳虚可知，与桂枝柴胡各半汤减黄芩加干姜。

桂枝（三钱），半夏（六钱），柴胡（三钱），干姜（三钱），炒黄芩（一钱），生姜（五钱），炙甘草（二钱），大枣去核（三枚）。

煮三杯，分三次服。

初九日，内暑外寒相搏成疟，大便溏泄，恐致成痢。口干不渴，经谓自利不渴者属太阴也，合之腹痛则更可知矣。仲景谓表急急当救表，里急急当救里。兹表里无偏急之象，议两救之。救表仍用柴胡桂枝各半汤法，以太、少两经俱有邪也；救里与理中汤。

桂枝（四钱），焦白芍（二钱），良姜（二钱），柴胡（四钱），黄芩炭（一钱），半夏（六钱），炙甘草（一钱五分），川椒炭（三钱），生姜（五钱），苡仁（五钱），白蔻仁（一钱五分），大枣去核（三枚），干姜（三钱）。

煮三杯，分三次服。

初十日，昨用两救表里，已见小效，今日仍宗前法而退之，以脉中阳气已有生动之机故也。不可性急，反致偾事。

桂枝（三钱），炒白芍（二钱），炒厚朴（二钱），柴胡（三钱），炒黄芩（一钱五分），炙甘草（一钱五分），半夏（六钱），川椒炭（二钱），生姜（五钱），干姜（二钱），煨草果（一钱），大枣去核（二枚）。

十一日，内而痰饮蟠踞中焦，外而寒暑扰乱胃阳。连日已夺去成痢之路，一以和中蠲饮为要。盖无形之邪，每借有形质者以为依附也。

桂枝（三钱），焦白芍（二钱），枳实（三钱），柴胡（三钱），黄芩炭（一钱五分），青蒿（三钱），杏仁（三钱），茯苓皮（五钱），广皮（二钱），半夏（一两），白蔻仁（一钱五分），生姜（三片），苡仁（五钱）。

煮三杯，分三次服。

十二日，杂受寒暑，再三分析，方成疟疾，以伏暑成疟则轻，寒多热少，脉沉弦，乃邪气深入，与两阴阳之中偏于温法。

青蒿（三钱），藿香梗（三钱），枳实（二钱），柴胡（三钱），姜半夏（八钱），良姜（二钱），厚朴（三钱），栝蒌皮（二钱），生姜（五片），槟榔（一钱），黄芩炭（一钱五分），大枣去核（二枚）。

煮三杯，分三次服。

十四日，寒热少减，胸痞甚，去甘加辛，去大枣加生姜。

十六日，脉弦细，指尖冷，阳微不及四末之故。兼之腹痛便溏，痰饮咳嗽，更可知矣。以和胃阳，温中阳，逐痰饮立法。

半夏（六钱），生苡仁（五钱），干姜（二钱），杏仁（五钱），川椒炭（三钱），炒广皮（三钱），桂枝（三钱），白蔻仁（二钱），生姜（三片）。

煮三杯，分三次服。

【解析】本案是否是伏暑？对照伏暑的诊断：①从发病季节上看，六月正值暑月，而非秋冬季节，与伏暑的发病季节不符合，如果诊断为暑病，也当是新感暑邪。②从症状上看，本案患者有三大主症：往来寒热如疟、腹泻、宿疾痰饮咳嗽，诱因为受寒，脉象则六脉皆弦，且鞠通自言"中焦虚寒"。③从用药上看，以柴胡二桂枝一汤、柴胡桂枝合理中汤等为主，并无清解暑热之品。

因此，本案当是素体阳虚兼寒饮，复于夏季感受寒湿，如前文暑湿门所论，虽发于夏季，但实非暑病，更非伏暑。伏暑多有寒热如疟者，但往来寒热并非皆是伏暑，二者不能划等号。

初诊因其往来寒热，用小柴胡汤去人参加藿香、青蒿、陈皮等化湿；鞠通自言"中焦虚寒"，而反选用桂枝汤，合为柴胡二桂枝一汤，其意当在先透邪外达，故服后寒热得平，而泄泻未止，其后加入理中汤泄泻乃停，可见其泻为中阳虚，而非所谓"木泄"。故愚以为，若用柴胡桂枝干姜汤加减，当更为妥帖。

少阳之邪除，其后数诊以扶中焦之阳、化饮除湿为主，用药得当，故病得除。然观处方用药，与暑病相涉无多，归入"伤寒门"为宜。

另，丙寅年为少阳相火司天、厥阴风木在泉，而鞠通云"燥金司天"，记述有误，且与病机无涉，可不必附会运气学说。

【四维病机】太阳少阳太阴卫气分，太阳外寒、少阳郁热、太阴中虚痰饮。

<u>十七日，张。</u>伏暑，酒毒，遇寒凉而发，九日不愈，脉缓而饮，滞下，身热，谵语，湿热发黄，先清湿热，开心包络。

飞滑石（五钱），茵陈（五钱），黄柏炭（三钱），茯苓皮（五钱），黄芩（三钱），真山连（二钱），生苡仁（三钱），通草（一钱），栀子炭（二钱）。

煮三杯，分三次服。先服牛黄清心丸一丸，戌时再服一丸。

十八日，热退，滞下已愈，黄未解。

飞滑石（五钱），茵陈（三钱），栀子炭（三钱），茯苓皮（五钱），萆薢（三钱），真雅连（八分），黄柏炭（三钱），杏仁（三钱），灯心草（一钱），白通草（一钱）。

煮三杯，分三次服。

十九日，黄亦少退，脉之软者亦鼓指；惟舌赤、小便赤而浊，余湿余热未尽，尚须清之。

飞滑石（五钱），茵陈（四钱），黑山栀（三钱），茯苓皮（五钱），半夏（三钱），真雅连（八分），生苡仁（三钱），杏仁（三钱），广皮炭（二钱），黄柏炭（二钱），萆薢（三钱）。

煮三杯，分三次服。

二十日，黄退，小便赤浊，舌赤脉洪，湿热未尽。

飞滑石（五钱），半夏（三钱），海金沙（三钱），炒栀皮（二钱），萆薢（三钱），真雅连（一钱）。

煮三杯，分三次服。

【解析】此案虽然“身热，谵语”，鞠通也说“先清湿热，开心包络”，但全案并未用牛黄丸、紫雪之类，可见病位仍以阳明气分为主，虽波及厥阴营分，仍可“透热转气”，故其治疗仍在阳明气分。

如何鉴别是病在阳明气分引起的谵语，还是少阴、厥阴营分病变导致的谵语？

1. 热（暑热、燥热）邪在气分，口渴多饮；热在营分，口不甚渴，或渴不欲饮。气分之热，脉多洪大或滑数；营血分之热，脉多细数而偏沉。燥、热在气分，竟用清滋凉血，其误不甚。

2. 湿热之邪所致谵语，多在气分，因为湿邪特性在阻滞气机，故易流连气分。舌虽红绛，亦是湿遏热伏，虽涉及营分，亦以化湿为先，气分之湿透化，营分之热方能外出。因此，不宜过早使用凉营、滋阴之品，否则湿邪黏滞不化，病深不解。

3. 因此，鞠通此处所言“开心包络”，是指化湿透热，使影响心包之湿去，则心包之气机得开，不宜过早用安宫牛黄、紫雪等凉遏之品。当代温病大师赵绍琴先生亦认为“如果不善于透转气分之热，反用安宫牛黄丸，势必把温邪冰伏于内，加重病情发展”（见《温病纵横》）。此为治湿温、伏暑等谵语之一大关键，不可不深思之。

【四维病机】阳明厥阴气营分，阳明气分暑湿发黄、厥阴营分热扰心包。

乙酉三月二十日，王氏，廿八岁。上年初秋伏暑，午后身热汗出，医者误以为阴虚劳损，不食胸痞，咳嗽，舌苔白滑，四肢倦怠，不能起床。至今年三月不解，已经八月之久，深痼难救，勉与宣化三焦，兼从少阳提邪外出法。

飞滑石（六钱），桂枝（三钱），白蔻仁（二钱），茯苓皮（五钱），青蒿（三钱），炒黄芩（二钱），姜半夏（五钱），苡仁（五钱），白通草（一钱），杏仁泥（四钱），广皮（三钱）。

煮三杯，分三次服，前药方服二帖，能进饮食；服四帖，饮食大进，即起能行立。后八日复诊，以调理脾胃而愈。

【解析】我们现代人往往习惯于线性思维，比如肺炎，认为就是某种病原微生物感染，诊疗中只注重寻找和杀灭病原微生物。对错姑且不论，从思维上说，这是机械的、割裂的。而中医不是一一对应的线性思维，而是非线性的一因多果、一果多因。因此，我们不能仅根据一个所谓“特异性的症状”，就粗率地下诊断，比如本案“午后身热汗出”，前医一见“午后身热”这样典型的发热，就直接对应为“阴虚”，投以滋腻之品。孰不知午后身热一症，可因于多种病机：有阴虚，有湿热，或在少阳，或在阳明，甚至桂枝汤证也有“时发热自汗出”，我们当参合其他的症状、体征，反复鉴别、分析，才能得出正确的病机。

本案午后身热，实因湿热内伏，正如《温病条辨》上焦篇43条所云：“头痛恶寒，身重疼痛，舌白不渴，脉弦细而濡，面色淡黄，胸闷不饥，午后身热，状若阴虚，病难速已，名曰湿温。汗之则神昏耳聋，甚则目瞑不欲言。

下之则洞泄，润之则病深不解，长夏深秋冬日同法，三仁汤主之。”误用滋阴之品，故病情缠绵八月之久。鞠通以三仁汤为主，宣畅三焦而化湿，加蒿、芩以解少阳枢机，实即蒿芩三仁汤法，此为少阳湿热之正治方。

案中并无太阳见症，此方为何用桂枝？本案用桂枝，是配伍杏仁、苡仁等，为《温病条辨》中焦篇67条之“杏仁薏苡汤”，主治“风暑寒湿，杂感混淆，气不主宣，咳嗽头胀，不饥，舌白，肢体若废”，患者所见“不食，胸痞，咳嗽，舌苔白滑，四肢倦怠，不能起床”，正合杏仁薏苡汤证，方中桂枝辛温，助苡仁以温通经脉之湿，变麻杏苡甘汤为“桂杏苡甘”；桂枝配杏仁、厚朴，从桂枝加厚朴杏子汤化裁，可治咳嗽。天士、鞠通根据病情善于化裁经方，灵活变通，不应视为“离经叛道”，而是继承并发展了《伤寒论》的理法方药，是仲景之功臣！同时，我们也可领悟：伤寒和温病本是一体、经方和时方同出一源，何需“寒温之争”？

【四维病机】少阳太阴气分，暑热蕴伏三焦，湿重于热。

乙酉三月廿六日，王氏，廿六岁。伏暑咳嗽寒热，将近一年不解，难忘回生。既咳且呕而泄泻，勉与通宣三焦，俾邪得有出路，或者得有生机。何以知其为伏暑而非痨瘵？劳之咳重在丑、寅、卯木旺之时，湿家之咳在戌、亥、子水旺之时，劳之寒热后无汗，伏暑寒热如疟状，丑、寅、卯阳升乃有汗而止，劳之阴虚身热，脉心芤大，伏暑之脉弦细而弱，故知其为伏暑而非痨瘵疾也。再左边卧不着席，水在肝也。

桂枝（三钱），云苓皮（五钱），郁金（一钱），半夏（五钱），生薏仁（五钱），广皮（二钱），青蒿（八分），旋覆花包（三钱），生姜（三钱），香附（三钱），白蔻仁（二钱），大枣去核（二枚）。

煮三杯，分三次服。此方服四帖，寒热减，去青蒿，服之十帖痊愈，后以调理脾胃收功。

【解析】鞠通于此案中，将伏暑与痨瘵鉴别，精细入微，值得师法。

综观症状及方药，虽有寒热如疟之状，但吐、泻较明显，是中阳虚而湿重；咳嗽夜间为甚，且左侧卧不着席，是兼有水饮，故其方以半夏桂枝汤为法，去芍药之柔，以通胃阳而化湿为主（此处通阳，不专在利小便）；兼有香附旋覆花汤和少阳而化饮，少量青蒿领伏暑外出。全方组方精巧，与病机丝丝入扣，故能取得良效。

鞠通之香附旋覆花汤，是从《金匮要略》治肝着之旋覆花汤演化而来，取其辛以通络，再加上二陈汤、紫苏子、薏苡仁以化痰饮，主治“伏暑湿温胁痛，或咳或不咳，无寒，但潮热，或竟寒热如疟状，不可误认柴胡证，香附旋覆花汤主之。久不解者，间用控涎丹”。

香附旋覆花汤证中亦有“寒热如疟状”，如何与小柴胡汤证鉴别？四川经方名家江尔逊先生指出：小柴胡汤证是胸胁苦“满”，而香附旋覆花汤证是苦“痛”。更重要的特征是，香附旋覆花汤证是水饮内停，往往咳唾时引痛，即平时胁痛较轻或不痛，深呼吸、咳嗽或转身时牵引作痛。而小柴汤证则无此特征，二者不难区别。可见，只有辨证精详，用方才能精准，疗效才能提高。同时也证明了温病学是从《伤寒论》中汲取营养、发展而来的，不应将二者对立起来。

【四维病机】少阳太阴气分，太阴寒湿、少阳水饮。

乙酉四月廿五日，金氏，三十岁。上年伏暑，寒热时发如疟状，以通宣三焦立法，补阴补阳皆妄也。

半夏（四钱），云苓皮（五钱），黄芩（二钱），杏仁（三钱），藿香梗（三钱），生姜（三片），青蒿（八分），白蔻仁（一钱五分），大枣去核（二枚），苡仁（五钱）。

煮三杯，分三次服。

五月初二日，伏暑愈后，以平补中焦为要，仍须宣通，勿得黏滞。

半夏（三钱），云苓块（五钱），莲子（五钱），生苡仁（五钱），益智仁（一钱），生姜（三片），广皮（二钱）。

【解析】暑湿内伏，寒热如疟，蒿芩三仁汤是鞠通常规治法，本症尚轻，故服用四帖后伏暑即愈，转手化湿和中，亦平常用法，唯此处谆谆告诫“平补”“勿得黏滞”，指示湿热愈后，不宜早补、壅补，值得注意。

本案青蒿仅用八分（后面仍有数案亦用八分），综观鞠通用青蒿剂量，有四钱、三钱、二钱、一钱、八分之不同，治中焦、下焦者，青蒿伍鳖甲，用量多在二钱、三钱。前文陈案用鳖甲三两，故青蒿亦用四钱之多。治上焦者，“非轻不举”，常用八分、一钱。从中可见鞠通选方用药之精细，值得后学师法。

【四维病机】少阳太阴气分，湿热兼饮、蕴伏三焦。

乙酉八月初五日，裘，四十岁。酒客中虚湿重，面色滞暗，业已多日，现在又感伏暑新凉，头胀便溏，舌白滑，脉弦细，中虚寒湿可知，不能戒酒，病断不除。盖客症易除，久病伏湿虚寒难疗也。

云苓皮（一两），杏仁（三钱），藿香梗（三钱），姜半夏（六钱），青蒿（二钱），白蔻仁（三钱），生苡仁（一两），广皮（五钱），黄芩炭（二钱）。

煮三杯，分三次服，头胀除，去青蒿，七帖痊愈。

【解析】此案病情较轻，辨证亦不复杂，故以蒿芩三仁汤加减七剂即愈。有启发意义者，在于指出伏气温病的另一个成因：饮食内伤。伏暑为何能潜伏？《温病条辨》指出因为“正虚”。本患者则是嗜酒过度，酿生湿邪，久则伤及中阳，导致中阳虚则湿难除。此类伏邪，现代社会尤多，不仅仅见于外感发热病，凡中风、胸痹等危重症，亦由平素酒食不节、邪伏于内，遇有外感、七情、劳倦，即可发病。故不能仅执着“正虚”这一环节。伏邪为病溥矣！吾师任继学教授有感于此，曾作《伏邪探微》一文，值得再三研读。

【四维病机】少阳太阴气分，湿热蕴伏三焦，湿重于热。

乙酉九月十八日，陶，五十八岁。伏暑遇新凉而发，舌苔皖白，上加灰黑，六脉不浮不沉而数，误与发表，胸痞不食，此危证也。何以云危？盖四气杂感，又加一层肾虚，又加一层肝郁，又加一层误治，又加一层酒客中虚，何以克当！勉与河间之苦辛寒法，一以宣通三焦，而以肺气为

主，望其气化而湿热俱化也。

飞滑石（五钱），杏仁（四钱），藿香叶（三钱），姜半夏（五钱），苡仁（五钱），广郁金（三钱），云苓皮（五钱），黄芩（三钱），真雅连（一钱），白蔻仁（三钱），广皮（三钱），白通草（一钱五分）。

煮三碗，分三次服。

廿三日，舌之灰苔化黄，滑而不燥，唇赤颧赤，脉之弦者化为滑数，是湿与热俱重也。

滑石（一两），云苓皮（六钱），杏仁（五钱），苡仁（六钱），黄柏炭（四钱），雅连（二钱），半夏（五钱），白蔻仁（三钱），木通（三钱），茵陈（五钱）。

煮三碗，分三次服。

廿六日，伏暑舌灰者化黄，兹黄虽退，而白滑未除，当退苦药，加辛药，脉滑甚，重加化痰，小心复感为要。

滑石（一两），云苓皮（五钱），郁金（三钱），杏仁（五钱），小枳实（三钱），蔻仁（三钱），半夏（一两），黄柏炭（三钱），广皮（三钱），苡仁（五钱），藿香梗（三钱）。

煮三碗，分三次服。

十月初二日，伏暑虽退，舌之白滑未化，是暑中之伏湿尚存也，小心饮食要紧。脉之滑大者已减，是暑中之热去也。无奈太小而不甚流利，是阳气未充，不能化湿，重与辛温，助阳气，化湿气，以舌苔黄为度。

半夏（六钱），白蔻仁研冲（三钱），木通（二钱），杏仁（五钱），益智仁（三钱），广皮（五钱），苡仁（五钱），川椒炭（三钱），干姜（三钱）。

煮三杯，分三次服。

初六日，伏暑之外感者，因大汗而退，舌白滑苔究未能化黄，前方用刚燥苔未尽除，务要小心饮食，毋使脾困。

杏仁泥（四钱），煨草果（八分），川椒炭（三钱），姜半夏（五钱），苍术炭（三钱），益智仁（三钱），茯苓皮（五钱），老厚朴（二钱），白蔻仁（三钱），生苡仁（五钱），广皮炭（五钱），神曲炭（三钱）。

煮三碗，分三次服。

【**解析**】此案关键处在于揭示伏暑成因和病机的复杂性：外感风寒暑湿四气，内伤饮食、劳倦、七情，出现了酒客中虚、肾虚、肝郁，再加上误用发表，这种内外合邪、虚实夹杂的情况，在伏暑病中屡见不鲜，值得重视。

案中治法，仍紧守中焦这一根基，以化湿贯穿始终。首诊虽云四气杂感，但已过用发表，故仅以藿香宣透，用杏仁滑石汤合三仁汤以苦辛通降、芳化、淡渗，三法合用，是阳明太阴同治，因湿热并重故也。后面几诊，热渐退而湿象明显，故治重太阴，去黄连、黄柏，加干姜、益智仁、川椒以温太阴寒湿，末诊以苦辛温燥湿为主，处以厚朴草果汤合三仁汤。

病机虽复杂，但鞠通抓住阳明太阴，根据湿、热主次而灵活进退，次序井然。这启示我们：面对复杂纷扰的多种病机，如何抓住其关键点，解决了关键点，其他方面自可迎刃而解。

【**四维病机**】阳明太阴气分，始为阳明湿热，后转为太阴寒湿。

乙酉九月廿四日，薛氏，四十岁。初因肝郁，继而内饮招外风为病，现在寒热如疟状，又有伏暑内发新凉外加之象。六脉弦细而紧，两关独大而浮，厥阴克阳明，医者全然不知病从何来，亦不究脉象之是阴是阳，一概以地黄等阴柔补阴，以阴药助阴病，人命其何堪哉！势已沉重，欲成噎食反胃，勉与两和肝胃，兼提少阳之邪外出法。

桂枝（三钱），姜半夏（六钱），苡仁（三钱），杏仁（三钱），旋覆花包（三钱），青蒿（一钱），白蔻仁（二钱），香附（三钱），生姜（四钱），广皮（三钱），川椒炭（二钱）。

煮三杯，分三次服。

廿八日，寒热减半，呕止，舌苔满黄，但仍滑耳，即于前方内加炒黄芩二钱，再服四帖。如二三帖寒热止，去青蒿；如腹痛止，舌不滑不干燥，去川椒炭，加茯苓皮五钱。

十月初六日，伏暑已解七八，痰饮肝郁未除，下焦且有湿郁。

杏仁泥（四钱），苡仁（五钱），川萆薢（五钱），旋覆花包（三钱），香附（三钱），通草（一钱），白蔻仁（三钱），云苓皮（五钱），晚蚕砂（三钱），姜半夏（五钱），广皮（二钱）。

煮三杯，分三次服，数帖痊愈。

【解析】本案外感内伤皆有，病机颇为复杂：有外来之风寒，内伏之暑湿，有平素肝郁、内饮之宿疾。故方中桂枝、生姜以驱外感之风寒，三仁汤法化湿，香附旋覆花汤以解肝郁及内饮，青蒿引经入少阳而透邪，则寒热得除。药味不多，却能兼顾多种病机，从中可见鞠通对病机把握之确当、处方用药之精巧，不愧一代温病大家。前后诸案，均用此法，值得我们学习、实践。

【四维病机】太阳少阳太阴卫气分，太阳卫分风寒新感；少阳、太阴气分暑湿兼痰饮内伏。

<u>乙酉十二月初九日，李，十八岁。</u>伏暑如疟状，脉弦数，寒热往来，热多则寒，解后有汗，与青蒿鳖甲汤，五帖痊愈。

【解析】以“青蒿鳖甲汤”为名的方子在《温病条辨》中共有两处，一处是在中焦篇：“脉左弦，暮热早凉，汗解渴饮，少阳疟偏于热重者，青蒿鳖甲汤主之。”药用：青蒿、知母、桑叶、鳖甲、牡丹皮、天花粉。

另一处在下焦篇：“夜热早凉，热退无汗，热自阴来者，青蒿鳖甲汤主之。”药用：青蒿、鳖甲、细生地、知母、牡丹皮。

二者的鉴别：两个青蒿鳖甲汤，所治均有“夜热早凉”，阴血分有热，故均用了青蒿、鳖甲、知母、牡丹皮。所不同者，中焦篇所治为少阳疟热偏重者，有气分之热（汗解渴饮），故用桑叶透热，知母、天花粉清气热而生津，病机是少阳气血分同病；下焦篇的青蒿鳖甲汤所治纯为阴血分之热，以其热退无汗，故知气分无热，因此不用桑叶、天花粉，而用生地黄凉血滋阴。

本案寒热往来、热多于寒，解后有汗，热当以气分居多，愚意应以中焦篇的青蒿鳖甲汤为是。

《温病条辨》鞠通自注云："青蒿鳖甲汤，用小柴胡法而小变之，却不用小柴胡之药者，小柴胡原为伤寒立方，疟缘于暑湿，其受邪之源，本自不同，故必变通其药味，以同在少阳一经，故不能离其法……寒邪伤阳，柴胡汤中之人参、甘草、生姜皆护阳者也，暑热伤阴，故改用鳖甲护阴，鳖甲乃蠕动之物，且能入阴络搜邪。柴胡汤以胁痛、干呕为饮所致，故以姜、半通阳降阴而清饮邪。青蒿鳖甲汤以邪热伤阴，则用知母、花粉以清热邪而止渴，丹皮清少阳血分，桑叶清少阳络中气分。宗古法而变古方者，以邪之偏寒偏热不同也，此叶氏之读古书，善用古方，岂他人之死于句下者，所可同日语哉。"鞠通将小柴胡汤如何化裁成青蒿鳖甲汤详细指明，这说明温病学家善于继承并发扬仲景学说，二者虽然用药有所不同，但在理法的层面是一致的，何须哓哓争论不休。

【四维病机】少阳厥阴气营分，少阳气分热郁、厥阴营分伏暑。

丁亥九月初七日，图，廿七岁。伏暑内发，新凉外加，腹胀，身热身痛，胸胁痛，与柴胡桂枝各半汤。

云苓皮（五钱），桂枝（三钱），郁金（二钱），姜半夏（三钱），柴胡（三钱），黄芩（二钱），防己（三钱），杏仁泥（三钱），广皮（三钱），藿香梗（三钱）。

煮三杯，分三次服。

初八日，伏暑新凉，昨用各半汤一帖，腹胀、胸胁痛、身痛已愈，今日头痛泄泻，身热寒多。按自利而渴者属太阴也，与五苓散双解表里。

桂枝（四钱），云苓皮（五钱），苡仁（五钱），猪苓（三钱），益智仁

（二钱），木香（二钱），泽泻（三钱），苍术炭（二钱），广皮（三钱）。

煮三杯，分三次服。

初九日，伏暑新凉，以头痛身热而又泄泻之故，用五苓散双解表里。今日头痛热虽减，而泄泻未止，咳嗽痰多，与开太阳阖阳明法。

桂枝（五钱），姜半夏（五钱），苡仁（五钱），猪苓（四钱），云苓皮（五钱），广皮（三钱），泽泻（四钱），益智仁（二钱），生姜（五片），苍术（三钱）。

煮四茶杯，日三夜一，分四次服。

初十日，泄泻已止，热退未净，咳嗽呕恶未平，头偏右痛，兼有肝郁。

姜半夏（五钱），苡仁（五钱），黄芩炒炭（一钱五分），旋覆花包（三钱），云苓皮（五钱），香附（三钱），桑叶（三钱），苏梗（三钱），广皮（三钱），茶菊花（三钱）。

煮三杯，分三次服。

十一日，伏暑身热，咳嗽呕恶，大便稀溏，兼有肝郁，偏头痛，舌绛口渴，腹微胀，湿中生热，与苦辛淡法。

云苓皮（六钱），滑石（六钱），通草（一钱），姜半夏（五钱），苡仁（五钱），广皮（一钱五分），藿香梗（三钱），蔻仁（一钱五分），生姜（三片），黄芩炭（三钱）。

煮三杯，分三次服。

十二日，伏暑未解，痰饮咳嗽太甚，胃不和，不寐，先与和胃令寐，治咳即愈。

云苓皮（六钱），苡仁（六钱），苏梗（四钱），姜半夏（二钱），秫米（一合）。

煮三杯，分三次服。

十三日，伏暑饮渴不寐，昨与半夏汤法已寐，惟大便仍溏，咳未止，口渴甚，议渴者与猪苓汤加和胃止渴，去阿胶，以其滑腻也。

飞滑石（六钱），猪苓（四钱），苡仁（五钱），云苓皮（六钱），泽泻（四钱），苏梗（三钱），姜半夏（六钱）。

煮三杯，分三次服。两帖。

十五日，伏暑已愈大半，惟咳未尽除，渴未全止。暑中伏湿难清，湿中生热。湿家之渴，猪苓汤最合拍，宗前法而进之。

飞滑石（六钱），猪苓（五钱），苏梗（三钱），云苓皮（六钱），泽泻（五钱），广皮（二钱），苡仁（五钱），姜半夏（五钱），甘草（一钱五分）。

煮三杯，分三次服。两帖。

【解析】愚以为，伤寒与温病对立、经方与时方对立，为中医界一大痼疾！尊经方而贬时方，或尊温病而抑伤寒，皆一孔之见，乃学问、经历不足使然。若真能通伤寒，断不致贬低时方；同样，若真能懂温病，亦不会弃伤寒之理法。鞠通此案，显示出一位真正的温病大家对经方的尊崇与精熟！

首诊患者身热身痛，为太阳风寒湿袭表；胸胁痛病在少阳，腹胀为湿阻中焦，故处方以柴胡桂枝汤为主。但由于夹有湿邪，故不用原方原量，而是灵活化裁：腹胀，故去人参、大枣、甘草、白芍之甘腻阴柔，而加入化湿之品，更符合病情，故能服一帖而诸症大减。

二诊身热、泄泻、口渴，里有水气而表不解，与五苓散。口渴为五苓散证一个重要表现，甚则“消渴”“烦渴”，是津液布散不匀之故，以五苓散行水布津，口渴必除。鞠通谓“自利而渴属太阴”，《伤寒论》原文“自利不渴者，属太阴”，鞠通此处引用失当。

十二日之诊，胃不和则卧不安，用《内经》半夏秫米汤，方中半夏用二两，降胃气之功尤胜，故一服而愈，显示鞠通对本方的独到经验。

后面以猪苓汤治咳嗽、口渴，去阿胶之滋腻，亦是活用经方的范例。

余临床中发现：咳嗽之因湿、饮、痰、水、气者，往往病程迁延甚久，因医者对此不予重视，只知化痰、清热、止咳等套法，兹愚举一例。说明从水湿治咳嗽的必要性。

患者郑某，男，41岁，因“咳嗽三月余”，于2021年2月微信远程会诊。患者诉胸闷气短，心慌，咳嗽有痰略黄，口不苦，略干，胃纳如常，胃不胀，大便干燥，小便频而急，无尿痛，凌晨4～5点容易醒，偶咽喉痛，晚上咳嗽严重，平卧无加重，照片显示舌红苔黄腻。患者三月不愈，亦服过中药及中成药，皆清热化痰止咳之套方，仍未能止咳。愚诊后分析：患者系阳明气分水、湿、痰、饮内停，气机上逆而失降。处方以上焦宣痹汤、猪苓汤、橘枳姜汤、二陈汤、茯苓杏仁甘草汤、葶苈大枣泻肺汤加减，诸邪兼治。

海蛤壳（先煎）20g，滑石（包煎）10g，杏仁10g，泽泻20g，茯苓20g，猪苓10g，葶苈子（包煎）10g，射干10g，通草5g，炙枇杷叶10g，牛蒡子15g，百部10g，紫菀10g，法半夏10g，炒枳实10g，陈皮10g，炙甘草5g，生姜3片。

水煎半小时，饭后1小时左右服药，5剂服完，患者微信告知咳嗽已愈。

【四维病机】太阳少阳太阴卫气分，太阳卫分风寒、少阳气分伏暑、太阴气分水湿。

庚寅九月初八日，潘，三十岁。湿热发黄，已愈六七，继感劲金凉气，头晕而痛，身热而哕，伏暑漫延三焦，与苦辛淡渗法化气，气化则湿热俱化。

飞滑石（五钱），猪苓（三钱），薄荷（八分），姜半夏（三钱），杏仁（三钱），桑叶（三钱），苦桔梗（三钱），茵陈（五钱），竹茹（二钱），荆芥穗（二钱），连翘（二钱），橘皮（二钱），白蔻仁（一钱）。

煮三杯，分三次服。

十一日，伏暑中之湿热，弥漫三焦，舌苔满布重浊，脉弦，一以化气

为要，湿热相搏，徒治一边无益也。

猪苓（五钱），云苓皮（五钱），茵陈（五钱），泽泻（三钱），杏仁泥（四钱），木通（二钱），滑石（六钱），姜半夏（三钱），蔻仁（一钱），苡仁（五钱），黄柏炭（二钱），广皮（一钱五分）。

煮四小茶杯，日三夜一，分四次服。

十四日，湿热弥漫三焦，前与化气，昨日汗大出，今日大便通快，舌苔已化，惟小便未畅，余热未除，仍以化气为要。

滑石（六钱），云苓皮（五钱），苡仁（五钱），猪苓（三钱），藿香梗（三钱），木通（二钱），半夏（三钱），生姜汁（每杯冲三茶匙），蔻仁（一钱），杏仁（三钱）。

煮三杯，分三次服，两帖。

十七日，伏暑已解七八，余热未除，且有痰饮。

云苓块连皮（六钱），广皮（三钱），姜半夏（六钱），生苡仁（五钱），杏仁（四钱），小枳实（三钱），猪苓（四钱），藿香梗（二钱），白蔻仁（一钱）。

煮三杯，分三次服。五帖。

二十二日，伏暑诸症俱解，惟余痰饮，少腹不爽。

云苓块（五钱），炒小茴香（三钱），广皮（三钱），姜半夏（五钱），生苡仁（五钱），杏仁泥（三钱），生姜（三片），小枳实（一钱）。

甘澜水八杯，煮取三杯，分三次服。

【解析】本案湿热内蕴发黄，复感风邪，鞠通先予桑菊饮合三仁汤加减，解表兼化湿热，表解后以祛湿为主。因有黄疸，便多渗利之品，亦不离乎仲景《金匮要略》之旨——“黄家所得，从湿得之”“诸病黄家，但利其小便”。三仁汤为其治湿常用之法，贯穿始终，兹不多述。

【四维病机】太阳阳明太阴卫气分，湿热中阻、复感外风。

辛卯七月廿八日，弈，三十六岁。暑伤两太阴，身热泄泻，腹微胀痛，舌苔不甚黄，口不甚渴，烦躁不安，昼夜不寐，脉洪数，业已十日以外为难治。

连翘不去心（五钱），云苓皮（五钱），杏仁（三钱），生苡仁（五钱），金银花（三钱），雅连（一钱五分），猪苓（三钱），藿香叶（二钱），蔻仁（一钱），半夏（三钱）。

煮三杯，分三次服。

廿九日，即于前方内减去连翘二钱，加半夏二钱，又加小枳实二钱，再服一帖。

八月初一日，脉小则病退，诸症渐减，惟心下痞闷，与泻心法。

半夏（五钱），云苓块连皮（五钱），干姜（三钱），炒黄芩（三钱），生苡仁（五钱），生姜汁（每杯冲三小匙），炒黄连（一钱五分），小枳实（一钱五分）。

煮三杯，分三次服。

初二日，痞略减，仍不寐，微烦。

连翘（三钱），云苓皮（五钱），藿香半梗半叶（二钱），银花（三钱），姜半夏（五钱），蔻仁（一钱），猪苓（三钱），小枳实（三钱），橘皮（三钱），杏仁（三钱），炒黄芩（三钱）。

煮三杯，分三次服。

初三日，阳亢于上，不寐，脉洪数，口渴，恶人与火，与阖阳明法。

生石膏（二两），苡仁（五钱），炒知母（三钱），茯苓块（三钱），杏仁（三钱），炒黄芩（三钱），姜半夏（三钱），蔻仁（一钱），生甘草（二钱）。

煮三杯，分三次服。

初四日，气上阻胸，不寐。

云苓块（五钱），生苡仁（五钱），白蔻（一钱），旋覆花包（三钱），杏仁泥（三钱），姜半夏（五钱），香附（三钱），炒黄芩（三钱），橘皮（三钱），小枳实（三钱），炒黄连（一钱五分），生姜汁（每杯冲三小匙）。

煮三杯，分三次服。

初六日，伏暑夹肝郁，不寐烦躁虽减而未除。

云苓皮（五钱），滑石（六钱），炒黄芩（四钱），姜半夏（五钱），苡仁（五钱），炒黄连（一钱），杏仁泥（四钱），郁金（二钱），白豆蔻（一钱），旋覆花包（三钱），香附（二钱），生甘草（一钱）。

煮三杯，分三次服。

初七日，嗳甚，即于前方内加代赭石六钱，再服两帖。

初九日，伏暑已愈七八，惟胸膈不舒，腹微痛，小便赤，余邪未净。

茯苓（五钱），炒黄芩（三钱），郁金（二钱），苡仁（五钱），白蔻仁（一钱五分），香附（三钱），半夏（五钱），炒黄连（八分），橘皮（三钱），杏仁（三钱），淡吴萸炒（八分）。

煮三杯，分三次服。

初十日，伏暑小愈后，又感燥金秋气，胸痞痛，舌起新苔，六脉弦紧，与温法。

茯苓连皮（五钱），姜半夏（五钱），淡吴萸（二钱），桂枝（三钱），生苡仁（三钱），藿香梗（三钱），良姜（三钱），川连与茱萸同炒（八分），姜汁（每杯冲三茶匙），川椒炭（三钱），广皮（三钱）。

煮三杯，分三次服。

十一日，新感又减，唯夜间头痛。

桂枝（三钱），焦白芍（二钱），广皮（三钱），茯苓连皮（五钱），川椒炭（三钱），吴萸（二钱），半夏（五钱），炒小茴香（三钱），黄连与茱萸同炒（八分），苡仁（五钱）。

煮三杯，分三次服。

十二日，头痛已止，旧有之癥瘕，上攻胃口，有妨于食，脉弦紧，多汗。

桂枝（五钱），公丁香（一钱），吴萸（三钱），云苓（五钱），川椒炭（三钱），半夏（五钱），黄连与茱萸同炒（八分），炒小茴香（二钱），橘皮（三钱），良姜（二钱）。

煮三杯，分三次服。外服化癥回生丹一钱。

十四日，胃中之痛与烦躁，系新受之燥气，腹中痞块上攻，系旧有之燥气，十数年之久，新旧并病，猝难速愈。

茯苓块（五钱），吴萸（三钱），川椒炭（三钱），姜半夏（五钱），栝蒌皮（二钱），黄连与茱萸同炒（一钱），高良姜（二钱），广皮（三钱），归横须（一钱），公丁香（一钱）。

煮三杯，分三次服。二帖。外间服化癥回生丹一钱。

十六日，大用阳刚，胃痛稍减，未申后阴气旺，犹不爽，胸痞，阴邪未尽退也。

半夏（五钱），茯苓块（五钱），厚朴（三钱），吴萸（二钱），川椒炭（四钱），广皮（三钱），黄连吴萸、黄酒同炒（一钱），小枳实（三钱），生姜（三片），良姜（二钱），公丁香（一钱）。

煮三杯，分三次服。二帖。仍间服化癥回生丹一钱。

十八日，燥气之胸痞痛，与纯刚大燥，七日方解，议病减者减其制。

茯苓块（四钱），猪苓（三钱），藿香梗（三钱），姜半夏（四钱），厚朴（二钱），生苡仁（二钱），川椒炭（三钱），橘皮（二钱），炒黄芩（一钱五分）。

煮三杯，分三次服。三帖。仍间服化癥回生丹一钱。

廿一日，诸症向安，惟病后气弱，旧有之癥瘕未除，法宜通补阳气，兼之调和营卫。

茯苓（三钱），焦白芍（二钱），广皮（三钱），桂枝（三钱），柏子霜（三钱），生姜（三片），半夏（三钱），白蔻仁（一钱），胶枣去核（二枚），苡仁（三钱），川椒炭（一钱）。

煮三杯，分三次服。四帖。

廿五日，诸症皆愈，惟欲便先痛，便后痛减，当责之积重，且便后不爽，恐成滞下，俗名痢疾，少用温下法。

生大黄黄酒炒半黑（一钱五分），厚朴（二钱），川椒炭（二钱），熟附子制（二钱），广皮炭（三钱），良姜（二钱），南楂炭（三钱），炒神曲（三钱）。

煮二杯，分二次服。服一帖，如仍痛，又服一帖。

廿九日，阴邪愈后，兼有癥瘕，无补阴之理，即阳药中之守补者亦不可用。

茯苓（五钱），姜半夏（五钱），橘皮（三钱），桂枝（三钱），焦白芍（三钱），生姜（三片），苡仁（五钱），炒小茴香（三钱）。

煮三杯，分三次服。服二帖后，凡五钱改作三钱，凡三钱改作二钱，再服三五帖。俟大能饮食，早晚各服化癥回生丹一钱，以腹中癥瘕化尽为度。

【解析】本案分两段，八月十日以前，所治为湿热；八月十日至末诊，所治为寒湿，实际为两次感邪，可视为同一人所患的两个病案。

前一段，鞠通首诊言“暑伤两太阴”，然观其用方，初为三仁汤加银翘散、黄连，继之半夏泻心汤去人参、大枣，加杏仁、枳实，再用白虎汤合三仁汤等，所治实为阳明湿热。之所以诊断为太阴病，是从其症状“身热泄泻”和烦躁等来判定，如愚前文所言，此为“症状上的病位”，不是真正的病位。此案病位虽言太阴，但用药多有清阳明之黄芩、黄连、石膏、知母，“以方测证”可知其病位在阳明。

后一段所治实为寒湿之邪，发为头痛、胃痛、腹中痞块，后用之方药均系温阳散寒、行气燥湿之品，间用大黄附子细辛汤法温下，配合化癥回生丹之散寒、行气、破血、攻坚。并未用润燥之方，而言“燥气”者，因鞠通认为“湿、燥、寒”同为阴邪，将感受寒、湿之邪出现疼痛伴筋挛者，皆归入燥证，是名实不分、界限不清，概念上的淆乱。后面有“中燥”一门，病名皆误也，将详辨之于后，兹不赘述。但鞠通之病名虽误，治疗法用药颇效，又不可因名而废实。

【四维病机】太阳阳明厥阴卫气血分，太阳卫分风热夹湿、阳明气分湿热中阻、厥阴气血分寒湿瘀滞。

<u>癸巳九月初五日，俞，十九岁。</u>伏暑误表十数剂之多，又误下十数剂之多，纵古无此治法，以致正虚邪实，泄泻不止，热仍未退，舌苔白滑，脉弦细数急，咳嗽喘急。勉与宣通肺气，盖肺主气，气化则湿热俱化，万一邪退，再议补正。

生石膏（八钱），猪苓（五钱），姜半夏（五钱），茯苓皮（五钱），杏仁（二钱），炒黄芩（三钱），生苡仁（五钱），橘皮（三钱），白蔻仁（一钱）。

煮三杯，分三次服。外间服紫雪丹一钱，分三次凉开水调。

初七日，伏暑误治，前与宣通三焦，仍以肺气为主；今日诸多见效，热亦退，微见汗，惟咳嗽未除。

茯苓皮（五钱），猪苓（五钱），炒于术（三钱），姜半夏（五钱），杏仁（三钱），白蔻仁（一钱），生苡仁（五钱），橘皮（三钱），生姜汁（每杯冲三小匙）。

煮三杯，分三次服。二帖收功。

【解析】《温病条辨》中焦篇63条云："脉缓身痛，舌淡黄而滑，渴不多饮，或竟不渴，汗出热解，继而复热，内不能运水谷之湿，外复感时令之湿，发表攻里，两不可施。误认伤寒，必转坏证。徒清热则湿不退，徒祛湿则热愈炽，黄芩滑石汤主之。"

本案叠经误汗、误下各十数剂，正如条文所言，对于湿热者，误认为伤寒，极易导致误用发表和攻里之法，这说明辨清邪气的性质极为重要。故愚之体系，强调六气诸邪的辨证，不偏于寒或热。

首诊咳嗽喘急、泄泻未止，病机为阳明湿热，上攻则喘，下迫则泄，愚意可予葛根芩连汤加入化湿之品。鞠通则予黄芩滑石汤加减，加石膏及紫雪丹，可知阳明之热较盛，用紫雪是否兼有谵语、躁烦？案中未明言，存疑。

二诊身热退、泻止，惟余咳嗽，以三仁汤合二陈、四苓法加减，专以化湿，二帖而能愈，说明热蕴湿存，湿邪内蕴致咳，此三方化气、燥湿、利水，对水湿咳嗽有良效，前文愚之治案，亦说明对此类咳嗽强调治水湿的重要性。

【四维病机】阳明太阴气分，暑湿兼饮、内伏肺胃。

周，五岁。本系伏暑，误以为风寒夹食，发表消导，致邪气深入下焦血分，夜热早凉，与煎厥、瘅疟相似，食减脉大，汗多便结，先与救阳明之阴。

元参（五钱），梨汁（一酒杯），荸荠汁（一酒杯），麦冬不去心（五钱），藕汁（一酒杯），芦根汁（一酒杯）。

三帖。

【解析】伏暑有因外感风寒诱发者，初起有似伤寒，如不认真诊察，易误诊误治。本案用发表（辛温）虽可解外来之邪，但不配伍清解之品，汗多则伤阴助热；消导之品亦有耗伤胃阴之弊。一误再误，内伏暑热之邪炽盛而伤阴耗血，故夜热早凉，邪入血分矣！此时似可与青蒿鳖甲汤，而鞠通以其“食减脉大、汗多便结”，阳明气分燥热未除、胃气津不足，故先不予滋阴透热，而以救胃津为先，确是经验之谈。此时食减，如早用滋腻，恐有碍胃之弊，故先与五汁饮加减。

如果胃纳尚可，愚意可以阳明厥阴同治，一方面清阳明气热而生气津，一方面养阴透热，可并行不悖。举一例阳明、厥阴合病之伏暑虚证案以证之。

吴某，女，29岁，广东省湛江人。初诊：2014年11月8日。

患者因“垂体囊肿切除术后反复发热3月余”入院，体温在38℃上下波动，精神疲倦，乏力，间有头痛，脑脊液培养+药敏示鲍曼不动杆菌。曾给予头孢哌酮/舒巴坦静滴、复方磺胺甲恶唑片口服，联合抗感染无效。家属请某省名中医会诊，使用补中益气汤加减中药二十余剂，仍未退热，故神经外科邀我去中医查房。

诊查：身热夜甚，神清，精神疲倦，乏力，语声低怯，面色苍白，唇红，口干多饮，晨起口苦，间有头痛，无恶心呕吐，无咳嗽，无肢体麻木，每于晚上19～23时自觉身热，测体温37.6～38℃，无汗出，至清晨则体温正常，热退反微恶寒，尿黄，舌质暗红无苔，脉弦细数。

辨证：按卫气营血辨证属气营同病，六经辨证则属阳明、厥阴合病，综合为阳明气分暑热伤气，厥阴阴虚、虚热内伏营分。

治法：清营养阴，益气透热。

处方：青蒿鳖甲汤合竹叶石膏汤加减。

青蒿（后下）10g，醋鳖甲（先煎）20g，生地黄15g，知母10g，牡丹皮10g，太子参15g，麦冬15g，石膏（先煎）20g，淡竹叶10g，法半夏5g，石斛15g，扁豆花10g，麦芽15g，丹参10g，北沙参15g，黄芪10g。水煎服，7剂。

二诊：2014年11月15日，药后热退，现晚间体温36.8℃，仍面色苍白，语声低怯，唇红，舌暗红苔少，脉弦细数，守上方加重补气而不伤阴之品。处方：

青蒿（后下）10g，醋鳖甲（先煎）20g，生地黄15g，知母10g，牡丹皮10g，太子参15g，石膏（先煎）20g，淡竹叶10g，法半夏5g，石斛15g，扁豆花 10g，麦芽 15g，十大功劳叶 15g，北沙参 15g，黄芪 10g，五爪龙 30g。水煎服，7 剂。

患者出院半月后随访，未再发热。

青蒿鳖甲汤合竹叶石膏汤加减，阳明厥阴气营分同治，亦是“寒温合一”思想的具体应用。

【四维病机】阳明气血分，误治津血耗伤。

丁亥八月十二日，台氏，二十余岁。伏暑内发，新凉外加，误与三阳经表药，以致谵语神昏。前用芳香开包络，神识已清，唯舌苔白厚，腹胀，热未尽除。与通宣三焦法。

云苓皮（五钱），厚朴（二钱），藿香梗（三钱），飞滑石（五钱），香附（二钱），炒黄芩（二钱），杏仁泥（三钱），广皮（二钱），白蔻仁（一钱），生苡仁（五钱）。

煮三杯，分三次服，二帖。

十四日，伏暑新凉，今日新凉之邪已退，而伏暑之湿邪未除，腹未全消，故知之。

云苓皮（五钱），苡仁（五钱），大腹皮（三钱），姜半夏（三钱），猪苓（三钱），黄芩炭（二钱），杏仁泥（二钱），厚朴（三钱），白蔻仁（一钱五分），藿香梗（三钱），广皮（三钱）。

煮三杯，分三次服，二帖。

【解析】伏暑兼受外寒，应有表、里之见症，而株守伤寒之法者，不加详辨，“终始顺旧”，起手套用辛温发表，虽表寒能解，但在里之暑热因辛散而上升无制、内闭心包，出现神昏谵语等症状。经治疗后湿热内蕴，三焦气机不利，鞠通常规用“通宣三焦法”，本案以三仁汤、黄芩滑石汤两方出入化裁，根据湿与热之轻重而加减，颇为熨帖。

从中可以反思精细辨证的重要性，当按照“四维一极辨证体系”思考，尽量不遗漏每一个环节，否则易于出错。

【四维病机】太阴卫气分，气分暑湿内伏、卫分外感新凉。

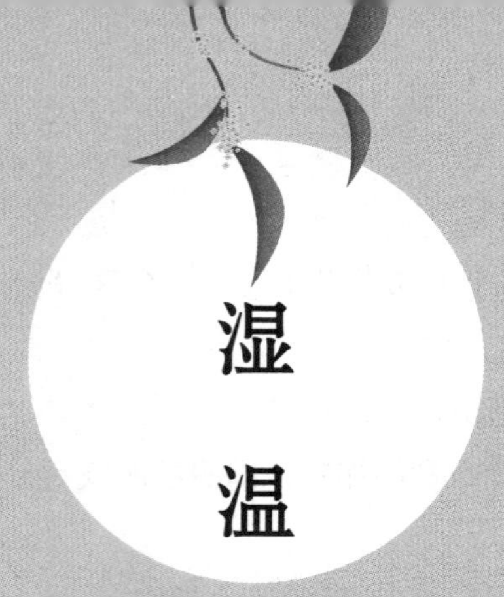

湿温

壬戌四月二十二日，王，三十三岁。证似温热，但心下两胁俱胀，舌白，渴不多饮，呕恶嗳气，则非温热而从湿温例矣。用生姜泻心汤之苦辛通降法。

茯苓块（六钱），生姜（一两），古勇连（三钱），生苡仁（五钱），半夏（八钱），炒黄芩（三钱），生香附（五钱），干姜（五钱）。

头煎水杯，煮三茶杯，分三次服。约二时服一杯。二煎用三杯水，煎一茶杯，明早服。

廿三日，心下阴霾已退，湿已转阳，应清气分之湿热。

煅石膏（五钱），连翘（五钱），广郁金（三钱），飞滑石（五钱），银花（五钱），藿香梗（三钱），杏仁泥（三钱），芦根（五寸），黄芩炭（三钱），古勇连（二钱）。

水八碗，煮成三碗，分三次服。渣再煮一碗服。

廿四日，斑疹已现，气血两燔，用玉女煎合犀角地黄汤法。

生石膏（一两五钱），细生地（六钱），犀角（三钱），连翘（一两），苦桔梗（四钱），牛蒡子（六钱），知母（四钱），银花（一两），炒黄芩（四钱），元参（八钱），人中黄（一钱），薄荷（三钱）。

水八碗，煮成四碗。早、中、晚、夜，分四次服。

廿五日，面赤，舌黄大渴，脉沉肢厥，十日不大便，转矢气，谵语，下症也。议小承气汤。

生大黄（八钱），小枳实（五钱），厚朴（四钱）。

水八碗，煮成三碗，先服一碗，约三时得大便，止后服；不便再服第二碗。

又，大便后，宜护津液，议增液法。

麦冬不去心（一两），细生地（一两），连翘（三钱），元参（四钱），炒甘草（二钱），金银花（三钱）。

煮三碗，分三次服。能寐不必服。

廿六日，陷下之余邪不清，仍思凉饮，舌黄微，以调胃承气汤小和之。

生大黄（二钱），元明粉（八分），生甘草（一钱）。

头煎一杯，二煎一杯，分两次服。

廿七日，昨日虽大解而不爽，脉犹沉而有力，身热不退而微厥，渴甚面赤，犹宜微和之，但恐犯数下之戒，议增液承气，合玉女煎法。

生石膏（八钱），知母（四钱），黄芩（三钱），生大黄另煎，分三份，每次冲一份（三钱）。

煮成三杯，分三次服。若大便稀而不红黑，后服止大黄。

廿八日，大便虽不甚爽，今日脉浮不可下，渴思凉饮，气分热也；口中味甘，脾热甚也。议用气血两燔例之玉女煎，加苦药以清脾瘅。

生石膏（三两），元参（六钱），知母（六钱），细生地（一两），麦冬不去心（一两），古勇连（三钱），黄芩（三钱）。

煮四碗，分四次服。得凉汗，止后服，不渴亦止服。

廿九日，大用辛凉微甘合苦寒，斑疹续出若许，身热退其大半，不得再用辛凉重剂，议甘寒合化阴气加辛凉，以清斑疹。

连翘（三钱），细生地（五钱），犀角（三钱），银花（三钱），天花粉（三钱），黄芩（三钱），麦冬（五钱），古勇连（二钱），薄荷（一钱），元参（四钱）。

煮三碗，分三次服。渣再煮一碗服。

五月初一，大热虽减，余焰尚存，口甘弄舌，面光赤色未除，犹宜甘寒苦寒合法。

连翘（三钱），细生地（六钱），元参（三钱），银花（三钱），炒黄芩（三钱），丹皮（四钱），麦冬（一两），古勇连（一钱）。

水八碗，煮三碗，分三次服。

初二日，即于前方内加暹罗犀角二钱，知母一钱五分。煮法、服法如前。

初三日，邪少虚多，宜用复脉去大枣、桂枝，以其人本系酒客，再去甘草之重甘，加二甲、丹皮、黄芩。

头煎三碗，二煎一碗，日三夜一，分四次服。此甘润化液，复微苦化阴，又苦甘咸寒法。

初四日，尚有余邪未尽，以甘苦合化入阴搜邪法。

元参（二两），细生地（六钱），知母（二钱），麦冬不去心（八钱），生鳖甲（八钱），粉丹皮（五钱），黄芩（二钱），连翘（三钱），青蒿（一钱），银花（三钱）。

头煎三碗，二煎一碗，分四次服。

初九日，邪少虚多，仍用复脉法。

大生地（六钱），元参（四钱），生白芍（六钱），生阿胶（四钱），麦冬（八钱），生鳖甲（六钱），火麻仁（四钱），丹皮（四钱），炙甘草（三钱）。

头煎三茶杯，二煎一茶杯，分四次服。

【解析】此案虽曰湿温，然综观全案，仅一、二诊为湿热治法，其后皆为阳明燥热之治，而非湿热。愚不禁生疑：是湿温化燥的病情演变本应如此，还是起手诊断治疗有误？

湿温化燥，临床亦有，但自然病程往往迁延较久（如肠伤寒），或因温燥化湿之品使用太过。而此案仅两天后即出现气血两燔发斑疹，不符合自然病程化燥的规律。若云温燥太过？仅首诊用生姜泻心汤，虽然方中生姜、干姜、半夏用量较大，但第二诊则减去此三味，而加用石膏、芦根之清热，不致于温燥太过。

既然不符合湿温化燥的规律，则愚以为开始诊断为湿温，可能有误。鞠通判为湿温，根据是“心下两胁俱胀，舌苔白，渴不多饮，呕恶嗳气”。舌苔白腻或厚、渴不多饮，固然多因湿热引起，但风热初起，邪在卫分，或卫分为主初入气分，其症亦是苔不黄、口不渴。据此二症即判为湿，依据似有不足；再者，心下胀、呕恶嗳气、两胁亦胀，更多见于少阳气机郁滞犯胃，未必皆是湿邪中阻。

《伤寒论》第229条曰：“阳明病，胁下硬满，不大便而呕，舌上白苔者，可与小柴胡汤，上焦得通，津液得下，胃气因和，身濈然汗出而解。”本案初诊所见胁胀、呕、苔白，与小柴胡汤证相似，故愚认为当以少阳温热为主，由于叙症不详，不知是否兼有心下硬满而绷急，或腹胀痛不大便。结合二十五日诊“十日不大便”，可知初诊（二十二日）已不大便七日，故愚意初诊当予大柴胡汤加减为宜。

如果起手能从少阳论治，则可使邪热有外达之机，而鞠通用苦辛通降专以治阳明，未能透达外邪，恐使其内陷化热伤阴。病在少阳而治阳明，且未给邪气以出路，既不能身濈然汗出，又不能胃气和而便通，邪无由出，则“陷入易易耳”。后面诸案迭用小承气汤、调胃承气汤、增液汤等以通下，若能早用和解少阳、通下阳明，当能扭转病势，不致很快即热入血分而发斑疹。

正确判别病位、给邪以出路，是治外感病的重要法则，无论伤寒、温病，皆不能外乎此。

【四维病机】阳明少阴气血分，阳明湿热化燥、热结腑实、气血两燔，少阴阴液耗伤。

乙丑四月初七日，陈，三十二岁。面赤目赤，舌苔满布如积粉，至重之温病也。最忌发表，且用辛凉。

苦桔梗（六钱），银花（八钱），香豆豉（五钱），连翘（八钱），藿香叶（五钱），广郁金（四钱），荆芥穗（五钱），杏仁（五钱），生甘草（三钱），牛蒡子（五钱），薄荷（四钱）。

共为粗末，分八包，一时许服一包，芦根汤煎，去渣服。

初九日，面赤目赤，舌苔满布，至重之温热病，脉反缓而弦，外热反不盛，口反不渴，肢微厥，所谓阳证阴脉，乃本身阳气不能十分充满，不肯化解耳。兹与化邪法。

广郁金（二钱），杏仁（二钱），藿香（二钱），苦桔梗（一钱五分），荆芥穗（二钱），连翘心（一钱五分），银花（二钱），青蒿（一钱），香豆豉（一钱五分）。

煮二杯，今晚一帖，明早一帖。

十一日，温病未有不渴而燥者，今舌苔布满而不渴，虽黄而滑，脉缓甚，热不壮，盖夹湿之故也。议照湿温例，治用苦辛寒法。

生茅术（三钱），杏仁泥（三钱），藿香（二钱），银花（二钱），炒黄芩（一钱），白蔻仁（一钱），雅连（一钱），连翘（三钱），广皮（二钱），

郁金（三钱）。

煮二杯，今晚一帖，明早一帖。

【解析】“面赤目赤，舌苔满布”，鞠通以银翘散加减，二诊则改用苦辛寒法之杏仁滑石汤加减，说明用银翘散加减治疗，效果并不理想。愚在临床中遇“舌苔满布如积粉”恒以达原饮加减，疗效非凡，而鞠通为何弃此良法不用？

《温病条辨》中有一段鞠通对吴又可的评价，可推知其不用达原饮之缘由：“至若吴又可开首立一达原饮，其意以为直透膜原，使邪速溃。其方施于藜藿壮实人之温疫病，容有愈者，芳香辟秽之功也；若施于膏粱纨绔，及不甚壮实人，未有不败者。盖其方首用槟榔、草果、厚朴为君，夫槟榔，子之坚者也，诸子皆降，槟榔苦辛而温，体重而坚，由中走下，直达肛门中下焦药也；草果亦子也，其气臭烈大热，其味苦，太阴脾经之劫药也；厚朴苦温，亦中焦药也。岂有上焦温病，首用中下焦苦温雄烈劫夺之品，先劫少阴津液之理！知母、黄芩亦皆中焦苦燥里药，岂可用乎？”

盖因鞠通认定“凡病温者，始于上焦，在手太阴”，其治法亦始于上焦、继之中焦、终于下焦，观其诸案，均有此规程，似乎疾病皆顺从此路途发展，但这与临床实际并不相符，叶子雨、王孟英、柳宝诒诸贤已辩之甚详。王孟英云：“夫温热须究三焦者，非谓病必在上焦始而渐及于中下也。伏气自内而发则病起于下者有之；胃乃藏垢纳污之所，湿温疫毒，病起于中焦者有之；暑邪夹湿者，亦犯中焦。”正因为鞠通泥定温病始于上焦，并认为达原饮是中下焦之方，且苦温雄烈劫伤气阴，故反对吴又可用达原饮治温病初起，此智者千虑之一失也，毋需为尊者讳，吾辈当求真求实。

案中“最忌发表，且用辛凉”，亦不可拘泥。湿温初起，如表寒外束较甚，亦可掺入辛温解表药，但同时要化湿热。“且用辛凉”应理解为辛凉与苦辛温合法，疏透风热兼化湿，不能似鞠通此案处方“只用辛凉”。

对于杏仁滑石汤之“苦辛寒法”，鞠通自注：“热处湿中，湿蕴生热，湿热交混，非偏寒偏热可治，故以杏仁、滑石、通草，先宣肺气，由肺而达膀胱以利湿，厚朴苦温而泻湿满，芩、连清里而止湿热之利，郁金芳香走窍而开闭结，橘、半强胃而宣湿化痰以止呕恶，俾三焦混处之邪，各得分解矣。"此案用药虽不完全与杏仁滑石汤相同，但辛苦温与苦寒相配以辛开苦降，再佐以宣肺、利湿，符合杏仁滑石汤湿热并重之治法。

【四维病机】太阳阳明卫气分，太阳卫分风热夹湿，渐传阳明气分。

丙寅四月初八日，张，三十三岁。初八日，六脉弦细而劲，阴寒脉也；咳嗽稀痰，阴湿咳也；舌苔刮白而滑，阴舌苔也；呕吐泄泻，阴湿证也。虽发热汗出不解，乃湿中兼风，病名湿温，天下有如是之阴虚证乎？

茯苓块（四钱），桂枝（三钱），炒白芍（二钱），姜半夏（五钱），于术（三钱），广皮炭（二钱），生苡仁（五钱），泽泻（四钱），生姜汁（每杯冲三小匙）。

初十日，痰饮兼风，误治成坏证。前用温平逐饮除风，诸恶证俱减，惟寒少热多，热后汗出未除，现下面赤口渴，暮夜谵语，有风化热之象，但六脉尚弦，未尽转阳也。再咳嗽则胸胁小腹俱微痛，又有金克木之象。

桂枝（三钱），生石膏（六钱），青蒿（三钱），半夏（五钱），茯苓块（四钱），生姜（三片），杏仁（三钱），焦白芍（二钱），大枣去核（二枚），猪苓（二钱），炙甘草（二钱）。

煮三杯，分三次服。

十四日，脉弦数，午后潮热，前有白苔，兹变为黄，呕恶口渴，颇有湿疟之象；但咳嗽便溏，又有湿温之形。伏邪内陷所致，最难清理。

生石膏（八钱），桂枝（四钱），生苡仁（五钱），飞滑石（六钱），知母（三钱），杏仁泥（三钱），茯苓皮（五钱），青蒿（二钱），炙甘草（二钱）。

煮三杯，分三次服。

【解析】此案前医误认为阴虚，鞠通诊断为痰饮兼风，系一派阴证，予五苓散、桂枝汤、小半夏加茯苓汤化裁，以桂枝汤祛风、五苓散及小半夏汤法化水饮，用药与病机相符，理应药后病解，二日后热反加重，出现面赤口渴、谵语，不得不加大石膏用量。末诊用了桂枝白虎汤合三仁汤，清热之品越来越重，如果说开始诊断治疗是正确的，为何里热一步步加重？值得我们思考。

先看首诊的脉症：咳嗽痰稀、舌苔白滑、呕吐泄泻，这三个症状确是阴湿之症，但“六脉弦细而劲”，便径断为阴寒脉，似有不妥。阴寒证可见弦脉，甚至弦紧，但弦紧脉未必都有寒证，二者不能简单对应。弦主风，风有阴阳的不同；弦主少阳病，《伤寒论》中有“伤寒，脉弦细，头痛发热者，属少阳”。如果单独看第一诊，似乎可以诊断为阴寒证，我们再结合后面的病情变化，发现并不是一个纯阴寒证。弦细而劲的脉，往往提示少阳枢机郁滞，里有郁火，所以其脉细而“劲”。因此，如果首诊能少阳、太阴兼顾，用小柴胡汤合五苓散（或胃苓汤），一方面温阳化水，一方面透解郁热，则入里化热可能不致于如此之速、之重。

另外，二诊出现了“咳嗽则胸胁小腹俱微痛，又有金克木之象”，实为少阳郁滞，亦可证明当用小柴胡法以疏透之。

虽然愚之分析为“事后诸葛亮”，但读医案当如对弈之复盘，可以从中总结得失，减少失误，于医道不无裨益。

【四维病机】太阳阳明太阴卫气分，太阳卫分外感风寒，太阴阳明气分湿邪兼饮、湿郁化热。

<u>初十日，某</u>（失其年月并人年岁）。六脉俱弦而细，左手沉取数而有力，面色淡黄，目白睛黄。自春分午后身热，至今不愈。曾经大泻后，身软不渴，现在虽不泄泻，大便久未成条，午前小便清，午后小便赤浊。与湿中生热之苦辛寒法。

飞滑石（六钱），茵陈（四钱），苍术炭（三钱），云苓皮（五钱），杏仁（三钱），晚蚕砂（三钱），生苡仁（五钱），黄芩（二钱），白通草（一钱五分），海金沙（四钱），山连（一钱）。

煮三碗，分三次服。

十三日，前方内去苍术炭，加石膏，增黄连、黄芩。

【解析】“面色淡黄，目白睛黄”为黄疸，须分阳黄、阴黄，是湿热，还是寒湿。结合午后身热、午后小便赤浊，脉左手沉取数而有力，说明湿遏热伏、胶结一处，当为湿热黄疸。湿热混处，鞠通成法为苦辛寒两解之，故以杏仁滑石汤加减，加茵陈、海金沙以退黄，蚕砂、滑石、茯苓以利湿导浊，苍术炭燥湿以实大便，故其效可期。综合观之，此案乃太阴之湿与阳明之热合而为患，治宜兼顾，不可偏于一边。

【四维病机】阳明太阴气分，湿热并重发黄。

丁卯七月初二日，文，三十八岁。湿温，舌苔白滑厚浊，脉象模糊，或弦细而濡。用通宣三焦法，先寒热，继微热，后不热，更方三十余帖，大抵不出渗湿之苦辛淡法。四十五日以后方解，解后以两理脾胃收功。

【解析】此案无处方，只有治法：苦辛淡法。《温病条辨》标明为“苦辛淡法”的方剂约 7 处，分别为：宣白承气汤、二加减正气散、二金汤、橘半桂苓枳姜汤、宣清导浊汤、茵陈白芷汤、断下渗湿汤。其中唯有二加减正气散所治与本案相近：“湿郁三焦，脘闷便溏，身痛舌白，脉象模糊，二加减正气散主之。”案中所云“用通三焦法”，可能结合了三仁汤法，以愚意测之，当是从此两方化裁。即使治疗正确，患者仍需 45 天方解，湿温之缠绵难愈，医者不可忽视之。

【四维病机】太阴气分，湿重于热。

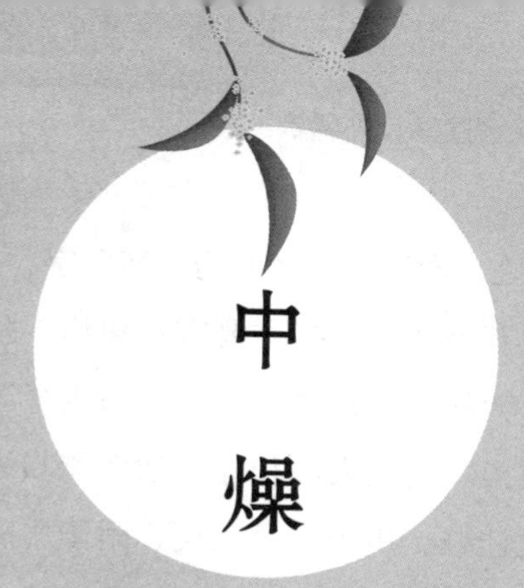

中燥

乙酉四月十九日，傅，五十七岁。感受燥金之气，腹痛泄泻呕吐。现在泄泻虽止，而呕不能食，腹痛仍然，舌苔白滑，肉色刮白。宜急温之，兼与行太阴之湿。

云苓块（五钱），吴萸（二钱），川椒炭（三钱），姜半夏（五钱），良姜（二钱），益智仁（二钱），生苡仁（五钱），广皮（三钱），公丁香（一钱）。

煮三杯，分三次服，服二帖。

廿二日，背仍痛，于原方加良姜一钱、吴萸二钱、桂枝五钱，再服四帖。

廿七日，已效，阴气未退，再服三帖，分四日服完。

五月初三日，已经服三帖，痛减，呕与泄泻俱止，减川椒、吴萸、良姜之半，又服六帖。

【解析】鞠通之书，最为读者所诟病者，一为用桂枝汤治风温，一为此燥病之论。合二者而观之，可以看出鞠通对六气性质混淆不清，概念模糊一至如斯！愚意将此中燥门之“燥”字，径改为“寒”字，才能名实相符。

总览“中燥门”所有治案，其症主要有：胃痛、胁痛、腹痛、头痛、胸痛、吐泻、手足厥逆、转筋、脉弦紧等，皆寒邪或寒湿直中三阴见症，与燥邪“诸涩枯涸，干劲皴揭”之性大不相侔，如何能归因于燥？再观其所用方药，皆不外辛温大热之桂枝、川椒、吴茱萸、附子、高良姜，以及燥湿利湿之二陈汤、薏苡仁、防己、泽泻之类，毫无润燥之品，反而皆是温燥除寒湿之药。罔顾临床事实，侈谈五运六气，张冠李戴，使中医概念淆乱不堪，不容不辨。

本案寒湿直中阳明，出现腹痛吐泻，泻止而以吐为主，不能食，正如《伤寒论》所云“阳明病，若能食者，名中风；不能食者，名中寒”，可以吴茱萸汤温之。鞠通以川椒、桂枝、丁香、吴茱萸、高良姜以温中散寒降逆，二陈汤加薏苡仁、益智仁以燥湿。以传统六淫理论而言，当属寒湿，绝非寒燥。

【四维病机】阳明厥阴气分，寒湿气滞。

乙酉四月廿一日，谢，四十八岁。燥金感后，所伤者阳气，何得以大剂熟地补阴？久久补之，胃阳困顿，无怪乎不能食而呕矣。六脉弦紧，岂不知脉双弦者寒乎？

半夏（五钱），云苓块（五钱），广皮（三钱），苡仁（五钱），川椒炭（三钱），生姜（三钱），干姜（二钱），公丁香（八分）。

煮三杯，分三次服。

五月初二日，于前方内加桂枝三钱，干姜一钱，减川椒之半。

十一日，呕痛皆止，饭食已加，惟肢软无力，阳气太虚，加甘草，合前辛药为辛甘补阳方法。

廿一日，复感燥气，呕而欲泻，于前方去甘药，加分量自愈。六脉弦

细如丝，阳微之极。

桂枝（五钱），淡吴萸（三钱），半夏（五钱），云苓（五钱），川椒炭（三钱），广皮（三钱），干姜（三钱），公丁香（一钱五分），生姜（五钱）。

煮三杯，分三次服。

廿七日，诸症悉减，脉稍有神，于原方中去吴萸、丁香之刚燥，加苡仁之平淡，阳明从中治也。

【解析】此案与前面“傅案”症状相近，用药亦相类，皆属阳明寒湿，非燥证也。首诊鞠通案语云：“燥金感后，所伤者阳气，何得以大剂熟地补阴……六脉弦紧，岂不知脉变弦者寒乎？”短短数语，前后矛盾：既言燥，燥者润之，熟地补阴而润燥，正合病机，为什么反对用熟地黄补阴？末句脉弦紧主寒，明言此为寒邪所中，为何首句不言“寒水感后，所伤者阳气”？如果改正为“寒邪伤阳、误用熟地滋阴”，这样就合乎逻辑了。鞠通将“寒”混同于“燥”，因此《温病条辨》及中燥门医案所论燥证，均自相矛盾。概念和逻辑上的混乱，是其学术上一大硬伤。

【四维病机】阳明气分，阳虚寒湿。

乙酉四月十六日，李，四十六岁。胃痛胁痛，或呕酸水，多年不愈。现在六脉弦紧，皆起初感受燥金之气，金来克木，木受病未有不克土者，土受病之由来，则自金始也。此等由外感而延及内伤者，自唐以后无闻焉。议变胃而不受胃变法，即火以克金也，又久病治络法。

云苓（五钱），生苡仁（五钱），枳实（四钱），半夏（五钱），川椒炭（三钱），生姜（五钱），广皮（三钱），公丁香（一钱）。

煮三杯，分三次服。服四帖。

廿三日，复诊仍用原方。服四帖。

五月初二日，现在胃痛胁痛酸之症不发，其六脉弦紧不变，是胸中绝少太和之气，议转方用温平，刚燥不可以久任也。

桂枝（四钱），生苡仁（五钱），广皮（三钱），半夏（五钱），云苓块（五钱），生姜（三钱），白芍（四钱），炙甘草（二钱），大枣去核（二枚），干姜（二钱）。

煮三杯，分三次服。无弊可多服。

十一日，诊视已回阳，原方去干姜，减桂枝之半。

五月廿四日，复诊脉仍紧，加益智仁二钱，余仍照原方服。

桂枝（二钱），焦白芍（四钱），广皮（三钱），云苓（五钱），益智仁（二钱），生姜（三钱），半夏（五钱），炙甘草（二钱），大枣去核（二枚），苡仁（五钱）。

煮三杯，分三次服。

【解析】桂枝汤、橘枳姜汤，皆仲景之经方，鞠通师法仲景而又能灵活应用，其用药思路值得学习。

桂枝汤本为治太阳中风而设，一般医家多以外感方目之，而鞠通此案用本方治胃痛，取其温而和之性，用来温中散寒，非常巧妙；配以二陈汤、半夏秫米汤，通降阳明，一温一通，则胃痛可除。

橘枳姜汤出自《金匮要略·胸痹心痛短气病脉证治第九》：“胸痹，胸中气塞，短气，茯苓杏仁甘草汤主之，橘枳姜汤亦主之。”本方治胸痹之病，鞠通取其化饮利气之功，用治痰饮所致诸病如咳喘（小青龙汤去麻黄、细辛，合枳实、陈皮）、阴吹（橘半桂苓枳姜汤）、胃痛、吐酸等。可见鞠通用方，不为病名所囿，而是根据方剂针对的病机来使用，故灵活多变。这才是真正善于学习仲景者。

但首诊的一段议论有强辩之嫌：明明是寒饮为患，却为了说是燥证，牵强附会五行生克之语，试想既是燥证，又用“以火胜金”之法，不知火性本就暵燥，以火治燥，岂非燥上加燥？于理欠通。

【四维病机】阳明气分，寒饮伤阳。

乙酉五月初二日，余，五十二岁。胃痛胁痛，脉双弦，午后更甚，阴邪自旺于阴分也。

半夏（五钱），川椒炭（三钱），吴萸（二钱），苡仁（五钱），公丁香（一钱五分），香附（三钱），降香（三钱），山楂炭（二钱），广皮（三钱），青皮（二钱），青橘叶（三钱）。

煮三杯，分三次服。接服霹雳散。

十七日，诊视病稍减，脉仍紧，加小枳实三钱，减川椒炭一钱，去山楂炭、青橘叶。

廿四日，脉之紧者稍和，腹痛已止，惟头晕不寐，且与和胃令寐，再商后法。

半夏（一两），小枳实（三钱），云苓块（五钱），苡仁（一两）。

煮三杯，分三次服。以得寐为度。如服二帖后仍不寐，可加半夏至二两，再服一帖。

【解析】鞠通在写《温病条辨》时认为："暴感寒湿成疝，寒热往来，脉弦及数，舌白滑，或无苔不渴，当脐痛，或胁下痛，椒桂汤主之。"此案中脉弦、午后加重，属寒性胃痛，用椒桂汤加减，病因责之于寒湿，是正确的。而在编写医案时，却认为是中燥，反而改错了。

头晕不寐，鞠通用大剂量半夏配苡仁（代秫米），是取法于《内经》半夏汤，而半夏用一二两，是鞠通独到的经验。枳实配茯苓，化饮降气，二者合方，是通降阳明之方。胃气和降，则无壅塞，阴阳可通，头晕不寐则愈。

【四维病机】阳明厥阴气分，寒湿气滞。

乙酉五月十六日，谭，四十七岁。感受金凉，胸痹头痛，脉弦细而紧。

桂枝（三钱），姜半夏（三钱），广皮（三钱），薤白（三钱），生苡仁（五钱），生姜（五片），厚朴（二钱），川椒炭（三钱），大枣去核（二枚），良姜二钱。

煮三杯，分三次服。服二帖。

十八日，燥气虽化，六脉俱弦，舌苔白滑，与阳明从中治，用苦辛淡法，忌酸甘。

姜半夏（四钱），广皮（三钱），生苡仁（五钱），云苓块（四钱），香附（三钱），益智仁（二钱），川椒炭（二钱），干姜（一钱五分），白蔻仁（一钱五分）。

煮三杯，分三次服。

廿一日，脉仍弦紧，热药难退，咳嗽减，效不更方。又胁微痛，于前方内增香附三钱。

廿三日，右胁痛甚，脉弦紧如故，加旋覆花（包）三钱，降香末三钱，苏子霜三钱。

廿六日，胁痛咳嗽皆止，痰尚多，脉弦未和，于前方去香附、苏子霜、旋覆花、降香，加桂枝四钱，干姜一钱五分，以充其阳气，行痰饮，和弦脉。

霹雳散方：主治中燥吐泻腹痛，甚则四肢厥逆，腿痛转筋，肢麻，起卧不安，烦躁不宁，再甚则六脉全无，阴毒发斑，疝瘕等症，并一切凝寒痼冷积聚之疾。寒轻者不可多服，寒重者不可少服，以愈为度。对症宜随时频服。但非实在纯受燥湿寒三气阴邪者不可服。孕妇对症五不忌。

桂枝（六两），降香末（五两），乌药（三两），薤白（四两），荜澄茄（五两），吴萸（四两），苡仁（五两），川椒炭（五两），干姜（三两），附子（三两），青木香（四两），槟榔（二两），防己（三两），五灵脂（二两），细辛（二两），良姜（三两），公丁香（二两），雄黄（五钱），草果（二两），水菖蒲（二两）。

方论：按《内经》有五疫之称，五行偏胜之极，皆可致疫。虽疠气之至，多见火症，而燥金寒湿之疫，亦复有时。盖风、火、暑三者为阳邪，与秽浊异气相参，则为温疠。湿、燥、寒三者为阴邪，与秽浊异气相参，则为寒疠。现在见症多有肢麻转筋，手足厥逆，吐泻腹痛，胁肋疼痛，甚至反恶热而大渴思凉者。经谓雾伤于上，湿伤于下。此症乃燥金寒湿之气直犯筋经，由大络别络内伤三阴脏真，所以转筋入腹即死也。既吐且泻者，阴阳逆乱也。诸痛者，燥金寒水之气相搏也。其渴思凉饮者，少阴篇谓“自利而渴者属少阴”，虚则少阴真水受克，阴火上炎，故饮水求救也。其头面赤者，阴邪内逼于上，阳不能降安其位，所谓戴阳也。其周身恶热喜凉者，阴邪蟠踞于内，阳气无附，欲散且脱也。诸斑疹者，阴邪凝结于血络，同于阳火熏灼也。阴病及见阳症，所谓水极似火，其受阴邪尤重也，诸阳症毕现，有认定为阴寒者，然必当脐腹痛甚拒按者，方谓阳中见纯阴，乃为真阴之症。否则必有转筋腿痛等寒症，此处断不可误。故立方荟萃温三阴经刚燥苦热之品，急温脏真，保住阳气。又经谓阳明之上，中见太阴；又谓阳明从中治。且重用芳香，急驱秽浊。一面由脏真而别络大络，外出筋经经络，以达皮毛。一面由脏络腑络以通六腑，外达九窍，俾秽浊阴邪一齐立解。大抵皆扶阳抑阴，取义于雷霆奋迅，所谓离照当空，群阴退避也。

后注：再此证自唐宋以后，医者皆不识燥气所干，凡见前证，俗名曰痧。近时竟有著痧症书者，捉风捕影，杂乱无章，害人不浅。不能确切指出，故立方毫无准的，其误皆由前人谓燥不为病，又有燥气化火之说。瑭亦为其所误，故初刻《温病条辨》时，虽再三疑虑，多方辨难，见于杂说篇中，而正文只有化气之火证，无胜气之寒证。其燥不为病之误，误在《阴阳应象大论》中脱“秋伤于燥”一条，将“长夏伤于湿”，又错“秋伤于湿”，以为竟无燥证矣。不知“天元纪”“气交变”“五运行”“五

常政”“六微旨”诸篇平列六气，燥气之为病，与诸气同，何尝燥不为病哉！经云：风为百病之长。按风属木，主仁。大易日：元者，善之长也。得生生之机，开生化之源，尚且为病多端，况金为杀厉之气。欧阳氏日：商者伤也，主义主收，主刑主杀。其伤人也最速而暴，竟有不终日而死者。瑭目击神伤，故再三致意，而后补于书云。

上药共为细末，开水和服。大人每服三钱，病重者五钱，小人减半。再病甚重者，连服数次，以痛止、厥回、泻止、筋不转为度。

【解析】治疗胸痹，《金匮要略》有栝蒌薤白剂三方；《伤寒论》治胸满，有桂枝去芍药汤。首诊鞠通即以此二方化裁，渊源有自。末诊痰饮咳嗽及胁痛，用香附旋覆花汤，师法仲景又能自出机杼，值得称道。

然鞠通对燥证的论述，却漏洞较多，且与经典理论相牴牾，不得不辨。

1. 燥邪与寒邪性质不同，不可混为一谈

在霹雳散的方论中，鞠通杜撰“燥金寒湿”“燥金寒水”等名词，将燥和寒、湿并列，强指三者为同一类的邪气，并认为“燥为次寒”，寒轻者则为燥，燥重者为寒，完合将燥和寒混为一气，大误也！其实燥的特性是干枯不泽，《说文解字》有载“燥，干也”，刘河间也指出“诸涩枯涸，干劲皴揭，皆属于燥”。燥邪的特性与寒邪不同，寒邪的特性是伤阳、凝滞、收引，虽然寒邪为患可以少汗，因而皮肤干燥，但干燥是结果，是现象，不能倒果为因，把现象当成本质。如果像鞠通之论燥与寒直是一气，《内经》何必分为风、寒、暑、湿、燥、火六气呢?

2.“燥等于寒”，是偷换概念

鞠通把六淫分为阴、阳两大类，认为风、火、暑为阳邪；燥、寒、湿属阴邪，言之凿凿，但与经旨和临床实践不符。风有温风，有寒风，温热之风固然属阳，而寒风则属阴。同样，燥偏寒者，属阴；而燥而热者，则属阳，正如《周易·乾卦》所云：“同声相应，同气相求。水流湿，火就燥。”

鞠通先生这样简单地把六淫归为阴阳两类，又把阴阳等同于寒热（温疠、寒疠），所以得出了燥属阴、与寒同气的结论。这种概念层次上的混乱，违背了基本的逻辑原则，犯了偷换概念的错误，故而结论也是错误的。

3. 所用方药温热刚燥，所治实为寒湿

《温病条辨》中治燥之方，尚有温燥之桑杏汤、清燥救肺汤、沙参麦冬汤等，并指出阳明燥证热化者，可下之以苦寒（当是承气类）。然而到了他的《医案》中，所用皆是温热刚燥之药，所治之证多是腹痛、胁痛、吐泻、筋挛等，在霹雳散的主治中，他说“并一切凝寒痼冷积聚之疾。寒轻者不可多服，寒重者不可少服”，可见所治明明是中寒之证。

他认为本方主治“燥湿寒三气阴邪者”，将燥、湿、寒并列，于理欠通。因燥邪与湿邪特性完全相反，治法亦是大相径庭，怎么可以都用霹雳散治疗？这明显违背了常识。而且治燥的方药多是温燥＋淡渗之类，明明是治湿之法，却强行名之曰燥，显然是张冠李戴。

因此，本《吴鞠通医案》中燥门诸案，实非中燥，而是寒湿。鞠通将寒湿与燥混为一谈，把中医“六气”理论搞得混乱不堪，贻误后学，必须加以纠正。

【四维病机】阳明厥阴气分，寒饮气滞。

乙酉七月廿四日，赵，三十八岁。感受燥金之气，腹痛甚，大呕不止，中有蓄水，误食水果。

半夏（一两），川椒炭（六钱），乌梅（三钱），云苓（五钱），公丁香（三钱），广皮（五钱），吴萸（四钱），小枳实（三钱），生姜（一两），良姜（四钱）。

以五碗水煮成二碗，渣再煮三碗，另以生姜一两，煮汤一碗，候药汤凉，先服姜汤一口，接服汤药一口，少停半刻，俟不吐再服第二口，如上法以呕止腹不痛为度。

廿五日，燥气，腹痛虽止，当脐仍坚，按去微痛，舌苔微黄而滑，周身筋骨痛，脉缓，阳明之上，中见太阴，当与阳明从中治例。

桂枝（六钱），焦白芍（三钱），苡仁（五钱），云苓（六钱），川椒炭（二钱），防己（三钱），半夏（五钱），公丁香（五钱），生姜（三钱）。

煮三杯，分三次服，服此身痛止。

廿六日，脉小于前，身痛已止，六脉未和，舌黄苔白。

云苓（五钱），大腹皮（三钱），厚朴（一钱五分），半夏（五钱），川椒炭（一钱），广皮（三钱），苡仁（五钱），白蔻仁（一钱五分），生姜（三钱）。

煮三杯，分三次服。

廿八日，腹痛如故，不寐，加半夏一两。

八月初一日，太阳痹。

飞滑石（六钱），桂枝（六钱），片姜黄（三钱），云苓块（五钱），杏仁（五钱），晚蚕砂（三钱），生苡仁（五钱），防己（四钱），白通草（一钱）。

煮三杯，分三次服。

初六日，腹胀停饮，于前方去滑石，加苦辛之通。

大腹皮（三钱），厚朴（三钱），广皮（三钱），小枳实（三钱）。

初十日，六脉俱弦，胃口不开，腹胀肢倦，宜通六腑及“劳者温之”之法也。

云苓块（五钱），桂枝（六钱），大腹皮（三钱），姜半夏（五钱），厚朴（二钱），小枳实（二钱），益智仁（三钱），广皮（五钱），川椒炭（三钱）。

煮三杯，分三次服。服此方五帖而愈。

【解析】腹痛、大呕不止，为阳明中寒，仲景以吴茱萸汤治之，鞠通师其法，加川椒、丁香、高良姜等温中降逆之品，用二陈汤、橘枳姜汤化痰饮。乌梅合川椒，取乌梅丸之义，止痛止吐较好。

腹痛、肢痛并见，表里同病，鞠通遵“急则治其标”之旨，腹痛呕吐急则先温中降逆，腹痛缓解则用桂枝汤合小半夏加茯苓汤，重在治肢体痛；身痛止则转手和里，身痛复作则用加减木防己汤法；末诊以橘半桂苓枳姜汤加减收功。“法随证转”，固然不错，但此病中阳虚有饮、表有寒湿，用药并无矛盾，似可考虑表里双解，如以五积散之类化裁，中阳得复，更有助于驱除在表之寒湿。

【四维病机】阳明厥阴气分，寒饮凝滞、胃气上逆。

张女，十五岁。燥金之气直中入里，六脉全无，僵卧如死，四肢逆冷，已过肘膝，腿痛转筋，与通脉四逆汤加川椒、吴萸、公丁香一大剂，厥回脉出一昼夜，次日以食粥太早，复中宛如前症，脉复厥，体厥又死去矣。仍用前方，重加温热，一剂厥回其半，又二剂而复活，后以补阳收功。

【解析】患者四逆、脉不至，是寒邪直中少阴之危重症，其病机为少阴阳虚、阴寒内盛，故用通脉四逆汤。腿痛转筋，故用川椒、吴茱萸、丁香以温肝舒筋。转筋一症，筋脉不柔，故鞠通归于“燥”，似乎有理，却不知《内经》云“诸寒收引”“阳气者，精则养神，柔则养筋”，依经旨而言，当为中寒，非中燥也。

【四维病机】少阴厥阴气营分，阳虚寒盛厥逆。

顾，五十岁。直中燥气，呕少泻多，四肢厥逆无脉，目开无语，睛不转，与通脉四逆汤加人参、川椒、吴萸、丁香，一剂而效，三剂脉渐复，重与补阳而愈。

【解析】此案与前一案相近，仅多一吐泻，睛不转，病机相同，故用药亦同，不复赘言。其法驱寒、补阳，为寒中少阴而设，如此寒厥重症，绝非燥气。

【四维病机】少阴厥阴气营分，阳虚寒盛厥逆。

杨室女，年五十岁。胁痛心痛懊侬，拘急肢冷，脉弦细而紧，欲坐不得坐，欲立不得立，欲卧不得卧，随坐即欲立，刚立即又欲坐，坐又不安，一刻较一刻，脉渐小，立刻要脱，与霹雳散不住灌之，约计二时服散约计四两而稍定，后与两和肝胃而愈。

【解析】《伤寒论》少阴病篇云："少阴病，吐利，躁烦，四逆者，死。"又云："少阴病，吐利，手足逆冷，烦躁欲死者，吴茱萸汤主之。"与本案肢冷、躁烦不安相近，可用吴茱萸汤治之。鞠通则主以霹雳散，药虽不同，大辛大热以驱寒救阳之法则同。两方皆治中寒，而鞠通所言"治燥"。若鞠通"以燥治燥"的观点是正确的，照此逻辑，以火治火、以寒治寒，亦是正法，千载以下，有是理乎？

虽然鞠通论燥证之理论不足为训，但治方确有疗效，吾辈后学但取其所长可也，不必厚诽古人。

【四维病机】阳明厥阴气分，阳虚寒凝。

郑，年二十六岁。先是三月初九日得太阳中风，与桂枝汤已愈。十二日晚已卧，下身有微汗，因厨房不戒于火，止穿小汗衫一件，未着袜，出外救火，俟火熄复卧一觉，身微热恶寒，腹中胀痛，脉弦数，与桂枝柴胡各半汤，汗出稍轻，究不能解。以后外虽化热，面赤汗多，如温病状，以当脐之痛未休，舌白不燥，断不敢用辛凉，而辛温之药，或进或退，十日不解，至廿四日反重，用温热反佐顶高黄连三钱，次日表症里症一齐俱解如失，后与调理脾胃两阳而痊愈。

【解析】《伤寒论》太阳病篇 173 条云："伤寒，胸中有热，胃中有邪气，腹中痛，欲呕吐者，黄连汤主之。"药用：黄连、干姜、桂枝、炙甘草（各三两）、人参（二两）、半夏（半升）、大枣（十二枚）。

对照此案，前半用桂枝汤已愈，复因救火受寒，用柴胡桂枝汤亦与证合，但药后出现上热（面赤、汗多）、下寒（腹胀痛、当脐痛），故当用黄连汤化裁。鞠通此处未写具体的处方用药，仅指出用温热反佐黄连，愚意以为黄连汤颇合病机，当否？质诸高明。

【四维病机】太阳少阳厥阴卫气分，风寒外感、表里同病。

多，十六岁。燥淫于内，表里兼病，面赤身热，舌黄燥，口渴，六脉洪数而紧，经谓脉盛大以涩者寒也，大便秘，小便短，通体全似火症，只有脐一点痛拒按，此为阳中之阴，乃为真阴，与苦热芳香一剂而热退，减分量三帖而病痊愈。

【解析】本案与上一案见症相似，但上案为寒热错杂，此为真寒假热，故用苦热芳香法一投即中。鞠通未写明处方用药，愚测其方当为通脉四逆或回阳救急汤之类。

少年患者，面赤身热、口渴、六脉弦数而紧，颇类白虎汤之热盛津伤；大便秘、当脐痛而拒按，似兼阳明腑实。若不能辨证准确，率尔投以白虎、承气法，则真阳外脱、祸不旋踵矣！鞠通于一派火热见症中，独察其只有脐一点痛拒按，"独处藏奸"，果断辨为真寒假热证，投以温热之剂。可见其眼光独到、经验宏富。

【四维病机】少阴气分，阴盛格阳。

丁亥九月十三日，华，二十三岁。感受燥金之气，阳明之上，中见太阴，胸痛胁痛，腹痛泄泻，饮咳，皆太阴病也。误服寒凉，势已重大，勉与开太阳阖阳明法。

云苓皮（五钱），猪苓（三钱），厚朴（二钱），姜半夏（五钱），泽泻（三钱），干姜（二钱），桂枝（三钱），川椒炭（三钱），广皮（四钱），广木香（一钱五分）。

煮三杯，分三次服。

十四日，仍服一帖。

十五日，燥症误用凉药，泄泻不止，右脉如无，左脉弦细而紧，不寐，痰饮咳嗽仍旧，惟胸胁痛止。

云苓皮（六钱），猪苓（四钱），大腹皮（三钱），姜半夏（八钱），泽泻（四钱），广木香（三钱），南苍术炒（二钱），桂枝（四钱），广陈皮（三钱）。

煮四杯，分四次服。

十六日，再服一帖。

十七日，诸症皆退，惟余咳嗽口渴，与辛能润法。

云苓皮（五钱），苏梗（三钱），杏仁泥（三钱），姜半夏（六钱），干姜（三钱），五味子（二钱），生苡仁（五钱），广皮（三钱），炙甘草（三钱）。

煮三杯，分三次服。

十八日，于前方内减五味子一钱，加炙甘草一钱，改云苓皮为块。

十九日，咳嗽已止，脉静身凉，惟舌白口干，尚有伏饮，调理饮食要紧，药与通补脾胃两阳。

云苓块（三钱），益智仁（二钱），广皮（一钱），姜半夏（三钱），苍术炭（二钱），生姜（三片），生苡仁（五钱），炙甘草（二钱），大枣去核（二枚）。

煮三杯，分三次服。

二十日，以后通补中焦可收功。

【解析】治腹痛泄泻用五苓散加减，治痰饮咳嗽用小青龙汤加减，皆师法于仲景，可见鞠通并非偏执温病之方以治一切外感，而是当清则清、当温则温，心中并无滞碍。但此案系寒湿水饮为患，与中燥毫无关系，愚意归入“伤寒门”为宜。

【四维病机】太阴气分，阳虚水湿气滞。

丁亥九月廿八日，李氏，四十岁。六脉阳微之极，弦细而紧，内而饮聚，外而瘰痛，兼之内疴，饮食减少，得食易呕，乃内伤生冷，外感燥金之气而然，以急救三焦之阳与阳明之阳为要。

桂枝（三钱），姜半夏（六钱），干姜（三钱），降香（三钱），云苓块连皮（五钱），苡仁（五钱），吴萸（一钱五分），川椒炭（三钱），广皮（三钱），薤白（三钱），公丁香（一钱），生姜（五大片）。

煮四杯，日三夜一，分四次服。二帖。

三十日，阳虚已久，急难猝复，余有原案。

姜半夏（一两），云苓皮（五钱），厚朴（三钱），小枳实（三钱），薤白（三钱），川椒炭（三钱），广皮（五钱），干姜（三钱），生姜（五大片），公丁香（二钱）。

煮三杯，分三次服。三帖。

十月初三日，如是刚燥，脉仍弦紧，受病太深之故，于前方内去薤白，加川椒炭五钱，再服三帖。

初六日，阳气稍复，痰饮上冲，咳声重浊，昼夜不寐，暂与《灵枢》半夏汤和胃，令得寐。

姜半夏（二两），广皮（五钱），秫米（一合），云苓块（五钱）。

甘澜水十杯，煮成四杯，日三夜一，分四次服。二帖。

初八日，阳微饮聚不寐，与半夏汤已得寐，但六脉无神，阳难猝复，病久而误用阴柔苦寒之故，一以复阳为要。

姜半夏（八钱），桂枝（五钱），川椒炭（三钱），云苓块（六钱），干姜（三钱），小枳实（二钱），杏仁泥（三钱），广皮（三钱），炙甘草（二钱）。

甘澜水八杯，煮三杯，分三次服。二帖。

初十日，脉之紧者已和，诸见症已减，脉仍太细，阳为全复。

姜半夏（五钱），桂枝（三钱），焦白芍（三钱），云苓块（五钱），干姜（二钱），川椒炭（二钱），小枳实（一钱五分），炙甘草（二钱），广皮炭（三钱）。

煮三小茶杯，分三次服，四帖。

十四日，胃不和则卧不安，饮以半夏汤，脉又弦紧，胃阳为痰饮所困，皆日前过伤生冷之故。

姜半夏（二两），公丁香（一钱五分），秫米（一合），川椒炭（三钱）。

煮三杯，分三次服。二帖。

十七日，痰饮喘咳不得卧，周身觉冷，脉弦紧，阳虚极矣。

姜半夏（一两），桂枝（五钱），干姜（四钱），小枳实（五钱），杏仁（四钱），广皮（五钱），川椒炭（三钱）。

煮三杯，分三次服。此方服至二十余帖，或作或止，后以蠲饮丸收功。

【**解析**】此案前三诊所用方药，系从霹雳散中选取而来，用治感寒、内伤生冷之吐泻，效果确切。但归入燥证，是把现象当成了本质，不妥。

后面数诊，以橘半桂苓枳姜汤、半夏汤、半夏桂枝汤等治疗胃中痰饮为主。鞠通自己也认为“胃阳为痰饮所困，皆日前过伤生冷之故”，明明是痰饮，却强断为燥证，自相矛盾。

虽然立论欠妥，但鞠通吸收仲景学术，创立的“橘半桂苓枳姜汤”，治疗痰饮却疗效显著。他指出用方的指征为“痰饮蟠踞中焦，必有不寐、不食、不饥、不便、恶水等证”。愚临床常用之，举一例为证。

刘某，女，46岁，2021年4月6日初诊。患者乳腺癌术后一年余，一直失眠，很难入睡且易醒，心烦易怒，口干，不知饥，食少，胃有时胀，反酸，烧心，进食油腻之品加重，胃中有水声，大便溏黏，日一行，小便量中等，月经已停，平时畏寒，无潮热出汗，舌暗有瘀点，苔薄白腻，脉弦涩。服多种安神、滋补之方，仍失眠。诊毕愚思考：患者不寐、不食、不饥，“四不”已有其三，中焦水停可知，病机当为水饮内停郁热、阳明失于和降。

处方：法半夏 10g，茯苓 30g，桂枝 10g，炒苍术 10g，陈皮 10g，炒枳实 10g，黄连 3g，干姜 5g，吴茱萸 6g，党参 10g，生龙骨（先煎）20g，生牡蛎（先煎）20g，石菖蒲 10g，合欢皮 30g，炙甘草 5g，生姜 4 片。

水煎服，七剂。

2021 年 4 月 17 日，患者诉服药后入睡明显好转，有时早醒，但每晚可睡 5 小时以上，心烦亦明显减轻，胃纳好转，体重也增加了。继予上方加香附疏肝、炒酸枣仁安神，服半个月后诸症平复。

这个患者之前用了很多补益安神药，当是考虑她乳腺癌术后身体虚弱，应与滋补。这种思路没有从患者的具体情况出发，而是主观的、教条式的思维，因为不切合实际，故难以成功。

【四维病机】阳明厥阴气分，寒饮内阻气滞。

戊子十月二十日，某。燥金克木，由厥阴外犯太阳，季胁偏右攻腰痛，不发于春夏，而发于冬令，不发于巳前，而发于午后，六脉弦数，其为阴邪留滞络中，沉着不移可知，故久而不愈，此症当于络中求之。

霹雳散四两，每服二钱，每日早、中、晚三次，开水和服，以清络中之邪。

又《金匮》谓凡病至其年月日时复发者，当下之。此症病发时不得大便，乃肝主疏泄，肝受病则不得疏泄，但不可寒下耳。

天台乌药散一钱，加巴豆霜六厘，以泄络中沉着之伏邪，庶可拔其根也。

【解析】天台乌药散出自《圣济总录》“卷九十四阴疝门”，原名“乌药散”，主治控睾痛引少腹。其后李东垣《医学发明》在此方前面冠以“天台”

二字，东垣对该方的应用也做了补充，认为天台乌药散不仅可用于“肾肝受病，男子七疝，痛不可忍”，还可用于“妇人瘕聚，带下”，扩大了此方的应用范围。后人多用于寒邪凝滞肝脉所致诸证，未闻医家言“治燥”者。鞠通以其可治腹痛拘挛、积聚，其病有类“燥金”之象，故归于治燥之方。其实，拘挛、积聚的燥象仅是症状、现象，而非本质，本质是寒。鞠通燥寒不分，是把现象当作了本质，正如他把“现象上的病位”混同于“本质上的病位”，都是其学问未能深入探求本质的缘故。

本案病发于冬季，午后加重，鞠通亦自知为“阴邪”，不直言其本质为“寒邪”，就是为了把这个阴邪认定为燥邪而非寒邪。其实，诊断为寒凝厥阴、太阳经脉证，由经脉影响脏腑，出现寒结便秘，用天台乌药散行气散寒、攻下寒积，逻辑通顺、符合病机，何必牵强附会为中燥。

【四维病机】阳明厥阴气分，寒凝气滞。

戊子八月十八日，瑞，二十岁。感受燥金之气，表里兼受，与各半汤加苦温甘热法。

桂枝（五钱），姜半夏（四钱），广皮（三钱），柴胡（三钱），川椒炭（三钱），生姜（二钱），吴萸（三钱），炙甘草（一钱），大枣去核（二枚），黄芩（三钱）。

煮三杯，分三次服。

廿三日，十九至廿二日，误服他人苦寒药，今议阳明从中治，燥中见湿故宗其法。

桂枝木（五钱），猪苓（三钱），淡吴萸（三钱），姜半夏（四钱），川椒炭存性（三钱），泽泻（三钱），云苓皮（六钱），干姜（三钱），炒真山连（五钱），苍术炭（三钱）。

煮三杯，分三次服。

廿四日，六脉俱弦，怯寒泄泻，表里三阳皆虚，仍与阳明从中治法。

桂枝（五钱），姜半夏（五钱），吴萸（三钱），猪苓（三钱），云苓

块连皮（六钱），干姜（三钱），泽泻（三钱），川椒炭（三钱），广皮（二钱），苍术（三钱）。

煮三杯，分三次服。

廿五日，燥症本属阴邪，误用大苦大寒，致伤胃阳，昼夜无眠，与“胃不和则卧不安”例之半夏汤。

姜半夏（二两），秫米（二合）。

急流水八杯，煮取三杯，分三次服。二帖。

廿七日，燥症误服凉药，胃阳受伤，以致不食不饥，不便不寐，峻用半夏汤和胃，稍有转机，仍以和胃为要。

云苓半块半皮（五钱），姜半夏（一两），秫米（一合），广皮（三钱），小枳实（二钱），姜汁（每杯冲三茶匙）。

煮三杯，分三次服。二帖。

廿九日，胃不和，两用半夏汤和胃，已得眠食，腹中疝瘕未消，微痛，脉弦，夜间身微热，七日不大便，小便短赤，与辛通苦降淡渗法。

姜半夏（六钱），青皮（二钱），公丁香（七分），小茴香（三钱），炒山连（一钱五分），吴萸（三钱），川椒炭（三钱），广皮（三钱）。

煮三杯，分三次服。

九月初一日，腹胀甚，于前方内加生苡仁五钱，半夏二钱，炒山连五分，厚朴三钱，云苓皮三钱。

再服两帖，分量加则力更进。

初三日，于前方内去丁香五分、山连五分。仍服二帖。

初五日，疝瘕寒热，俱未尽除。

姜半夏（八钱），吴萸（三钱），炒小茴香（三钱），云苓块（五钱），

厚朴（二钱），青蒿（二钱），川椒炭（三钱），桂枝尖（三钱），槟榔剪（一钱），公丁香（五钱），广皮（三钱）。

煮三杯，分三次服。服此方二帖方见效。

初七日，前天大用刚热，下焦方知药力，其中寒甚可知，尤宜温热，兼之透络。

桂枝（三钱），炒小茴香（三钱），厚朴（二钱），半夏（五钱），川椒炭（三钱），槟榔剪（一钱），青蒿（八分），吴萸（三钱），公丁香（一钱五分），广皮（三钱），良姜（二钱）。

煮三杯，分三次服。二帖。

【解析】案归燥门，病名曰燥，病因责之燥金，然用药实属寒湿之治法，名实不符，不应强名之曰燥。

此案迭用了柴胡桂枝汤、五苓散、黄连汤、半夏泻心汤等经方，可见即便是像吴鞠通这样的温病大师，亦不能脱离《伤寒论》之方与法，哪里能“跳出六经藩篱”？伤寒和温病是继承和发展的关系，当合二为一。

【四维病机】三阳、太阴卫气分，阳虚寒湿，复感风寒。

己丑正月十五日，檀氏，三十二岁。燥金克木，连少腹久痛不休，腿脚俱痛，兼有溢饮，与阳明从中治法。

姜半夏（五钱），云苓半块半皮（六钱），淡吴萸（三钱），川椒炭（六钱），益智仁（三钱），良姜（三钱），公丁香（一钱五分），广皮（三钱）。

煮三杯，分三次服。七帖。

【解析】本案少腹痛、腿脚俱痛，病在厥阴经脉，故用吴茱萸、川椒、高良姜、丁香、益智仁，此五药性皆温热，气味辛香，为温通寒凝常用之品，其性皆燥；溢饮，为水湿，非燥证，故以二陈汤燥湿。诸药皆燥，而鞠通反云治“燥金克木”，于理难通。

寒凝厥阴经脉，愚意可用当归四逆汤；兼溢饮，可用防己茯苓汤，故本案以此二方化裁为宜。鞠通用吴茱萸、川椒、高良姜、丁香、益智仁，治少腹痛有效，但对腿脚痛无益，不如可兼顾腹痛及肢痛之仲景当归四逆汤。

【四维病机】阳明厥阴气分，寒饮气滞。

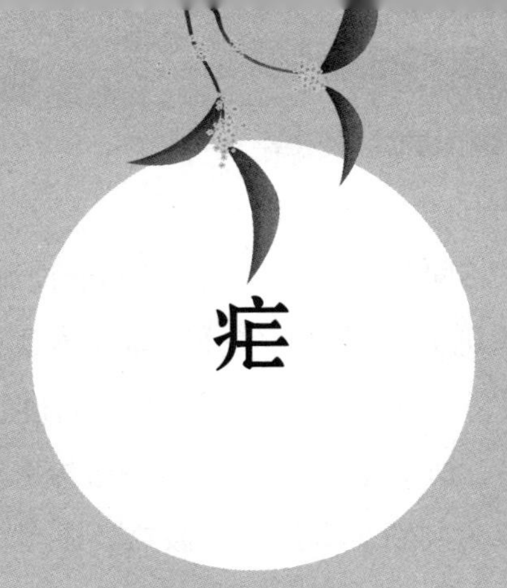

疟

癸亥七月十六日，吴，二十五岁。但寒不热，似乎牝疟，然渴甚，皮肤扪之亦热，乃伏暑内发，新凉外加，热未透出之故。仍用苦辛寒法。加以升提。

飞滑石（三钱），花粉（二钱），藿香叶（二钱），杏仁泥（三钱），知母（一钱），广郁金（二钱），生苡仁（三钱），青蒿（一钱），白蔻仁（二钱），老厚朴（二钱），黄芩（一钱）。

煮三杯，分三次服。一帖。

十七日，但寒不热之疟，昨用升提，已出阳分，渴甚，脉洪数甚，热反多。昨云热邪深伏，未曾透出，不得作牝疟看，非虚语也。用苦辛寒重剂。

生石膏（八钱），厚朴（三钱），广郁金（三钱），飞滑石（三钱），知母（二钱），白蔻仁（三钱），杏仁粉（五钱），黄芩（二钱），生甘草（一钱五分），藿香梗（三钱）。

煮三杯，分三次服。

【解析】此案诊断为疟病还是伏暑？盖诊为疟者，从其症状言；诊为伏暑者，从其病因病机言。二者角度不同，古人对病名的诊断缺乏规范性，就是因为医者从不同层面、不同角度来命名。后学不能拘泥于病名，而当求其实，即求病机之所在。其病机为少阳阳明气分湿热，热重于湿；至于治法，同前"伏暑门"，用苦辛寒法，以蒿芩三仁汤加知母，后合白虎汤治之。

本案初起但寒不热，似乎牝疟（阴证），鞠通指出鉴别的要点在于渴甚和皮肤扪之亦热。愚意以为判断是真热还是假热，还当结合舌苔和脉象，仔细推敲，方不致误。

【四维病机】少阳阳明气分，暑湿内伏，新凉引发。

丙寅正月初七日，伊氏，二十二岁。妊娠七月，每日午后，先寒后热，热至戌时，微汗而解。已近十日，此上年伏暑成疟，由春初升发之气而发，病在少阳，与小柴胡法。

柴胡（五钱），姜半夏（四钱），生姜（三钱），人参（二钱），炙甘草（二钱），大枣去核（二枚），黄芩（三钱）。

煮三杯，分三次服。一剂寒热减。二帖，减大半。第三日用前方三分之一，痊愈。

【解析】此案疟病，用小柴胡汤原方，三帖不到即愈，可谓效如桴鼓。如此速愈，是否为真的疟疾？由于古代无化验疟原虫的技术，只可能通过症状、体征来诊断疾病，因此，"疟"可以看作是一大类发热的热性病或与疟疾相似的疾病，并不能和现代所讲的疟原虫感染导致的"疟疾"划等号。

揆之本案，先寒后热、热后汗出热退、发作有时，其热型为疟。《伤寒论》桂枝二麻黄一汤之"如疟状"，是寒已而热、热后汗出，但一天二三度发，故如疟而非疟；此则每日一发，故称为"疟"。因其寒热往来，鞠通以小柴胡汤原方而愈。可见经方效果确切，临床表现典型时，对号入座即可显效。

由于叙症较少，是否兼有他症？小柴胡汤主要为外感风寒、少阳风寒郁热而设，如果湿邪重，可用鞠通前法蒿芩三仁汤；如果燥热，仲景有云半夏汤加人参、天花粉之法；如果郁热重，胡希恕先生用小柴胡汤加石膏等，均是示人以活法，又不可拘泥于原方原量。

【四维病机】少阳气分，伏暑外发、枢机不利。

庚申八月廿五日，朱，三十二岁。体厚本有小肠寒湿，粪后便血，舌苔灰白而厚，中黑滑，呕恶不食，但寒不热，此脾湿疟也，与劫法。

茯苓块（五钱），生草果（三钱），熟附子（一钱），生苍术（五钱），杏仁（三钱），槟榔（三钱），黄芩炭（三钱），生苡仁（五钱）。

煮三杯，分三次服。

廿八日，前方服三帖而病势渐减，舌苔化黄，减其制，又三帖而寒来甚微，一以理脾为主。

姜半夏（三钱），苡仁（五钱），白蔻仁（二钱），炒于术（三钱），广皮（三钱），黄芩炭（二钱），益智仁（二钱）。

煮三杯，分三次服。服七帖而胃开。

【解析】粪后便血为远血，气分虚寒、血分热者，《金匮要略》以黄土汤治之。鞠通取其法，附子、苍术、黄芩并用。由于脾虚湿盛，故减去地黄、阿胶之滋腻，易以草果、槟榔燥湿，茯苓、杏仁、薏苡仁以宣化渗湿，化裁得当，故服三帖而病渐减。后因苔黄化热，减去附子，仍以化湿运脾为主。

可见鞠通是擅用经方者，并且不株守其方，而能灵活变通，是真善学仲景者。温病家治疗寒湿证，亦不离《伤寒》方；经方家如刘渡舟先生亦推崇温病学术经验，擅用三仁汤、甘露消毒丹、增液汤等温病名方。可见寒温本是一体，不应互相攻讦。

【四维病机】少阳太阴气分，太阴寒湿内停、少阳正邪交争成疟。

孙，四十岁。少阴三疟，二年不愈，寒多热少。脉弦细，阳微损及八脉，通补奇经丸四两，服完痊愈。

【四维病机】少阴血分，阳虚精亏、邪气内伏。

萧，三十三岁。少阴三疟，久而不愈，六脉弦紧，形寒嗜卧，发时口不知味，不渴，肾气上泛，面目黧黑，与扶阳法。

毛鹿茸生锉末，先用酒煎**（三钱），桂枝（三钱），当归（三钱），熟附子（二钱），人参（一钱），蜀漆（二钱）。**

煮三杯，分三次服。四帖愈，愈后调脾胃。

【解析】上述两案，均是"少阴三疟"。三疟是"三日疟"之省略语，指隔三日一发，下一案亦是三日疟，可参照。病在少阴，有阴虚、阳虚、阴阳两虚之别，阳虚又有偏湿、偏精血不足之分。《温病条辨》分之甚详，可参阅。孙案是阳虚兼精血不足，故用通补奇经丸温补滋养；萧案阳虚兼水气，故用扶阳汤，血肉有情之品较通补奇经丸少，而用温阳去水之附子、桂枝、蜀漆，一润一燥，取法不同，临床上需灵活应用。

【四维病机】少阴气血分，阳气精血不足、虚寒兼水气。

乙酉四月十九日，郑，五十五岁。脉双弦，伏暑成疟，间三日一至，舌苔白滑，热多寒少，十月之久不止，邪已深入，极难速出，且与通宣三焦，使邪有出路，勿得骤补。

茯苓皮（五钱），知母（三钱），杏仁泥（三钱），生苡仁（五钱），炒黄芩（二钱），青蒿（二钱），藿香梗（三钱），姜半夏（三钱），白蔻仁（二钱）。

煮三杯，分三次服。四帖。

廿六日，加青蒿一钱，白蔻仁一钱，服四帖。

五月初四日，脉紧汗多，加桂枝三钱，服二帖。

初六日，脉已活动，色已华，寒大减，热亦少减，共计减其半。汗至足底，时已早至八刻，议去青蒿，加黄芩一钱。舌苔虽减而仍白，余药如故，再服四帖。

十四日，三疟与宣三焦，右脉稍大，热多汗多，舌苔之白滑虽薄而未

尽化，湿中生热，不能骤补，与两清湿热。

茯苓皮（三钱），黄芩（三钱），杏仁泥（三钱），姜半夏（五钱），知母（三钱），生苡仁（五钱），白蔻仁（一钱五分），黄连姜汁炒（二钱），白通草（一钱）。

煮三杯，分三次服。

十九日，加广皮炭三钱，藿香梗三钱，服四帖。

廿二日，病减者减其制，每日服半帖，六日服三帖。

廿九日，病又减，去黄连，加益智仁，以其脉大而尚紧也，仍以六日服三帖。

六月初五日，余邪未尽，仍以六日服三帖。

十三日，三疟与宣化三焦，十退其九，白苔尚未尽退。今日诊脉弦中兼缓，气来至静，是阳气未充。议于前方退苦寒，进辛温。

茯苓块连皮（五钱），桂枝（三钱），藿香梗（三钱），杏仁泥（三钱），焦白芍（二钱），黄芩炭（三钱），姜半夏（五钱），苡仁（五钱），白蔻仁研（三钱），益智仁（三钱），广皮（三钱）。

煮三杯，分三次服。四帖。

廿三日，左脉弦紧，右大而缓，舌白未化，疟虽止而余湿未消，此方仍服。去白蔻仁（一钱），黄芩（一钱），益智仁（一钱）。

以后又服八帖。

七月初二日，三疟已止，胃已开，脉已回阳，与平补中焦。

茯苓块（五钱），焦于术（三钱），炙甘草（二钱），姜半夏（三钱），

生苡仁（五钱），白蔻仁（一钱五分），生姜（三片），广皮炭（三钱），大枣去核（二枚）。

煮三杯，分三次服。服七帖后，可加人参二钱，服至收功。

八月初八日，丸方疟后六脉俱弦微数，与脾肾双补法。

茯苓（六两），何首乌（四两），炒黑杞子（四两），野术（四两），沙蒺藜（二两），蔻仁（五钱），人参（四钱），五味子（二两），莲子去心（六两），山药（四两）。

上为细末，炼蜜为丸，如梧子大，每服二三钱，开水送，每逢节气，以辽参三五分，煎汤送。

【解析】此案疟发十月之久，鞠通治疗两个月而疟止，治疗过程中的攻补转换、步步为营，显示出鞠通对整个病程的病机变化能成竹在胸、料敌机先，不愧大医风范！

《金匮要略》云"疟脉自弦"，又有单弦为饮、双弦为寒之说。此案脉双弦，提示病本为寒；发作时热多寒少，其标为湿热。在标本先后的权衡上，鞠通以先治其标、后图其本为战略原则，故前数诊均以蒿芩三仁汤、杏仁滑石汤等清化三焦湿热兼透邪为主，热减则去黄连、知母，湿减则加入平补之品，徐徐图之，不冒进贪功。因鞠通在首诊即明确提出"使邪有出路、勿得骤补"，即便是两个多月后"疟已止，胃已开，脉已回阳"，用平补中焦的六君子汤，仍要先减去人参，再加白蔻仁、薏苡仁化湿，七帖后方可加人参。可见鞠通对病机把握的准确、用药的严谨。末诊用双补丸、何人饮法，是治本之策，防止病情反复。

总览此案论治过程，先后缓急处理得有条不紊，治疗虽久，无一失误。鞠通运筹帷幄、从容不迫，令人叹服！

【四维病机】少阳阳明太阴气分。少阳阳明伏暑夹湿、三焦不利；太阴气虚湿停。

乙酉年六月初十日，高，十六岁。间三疟，脉弦，暑邪深入矣。

滑石（五钱），茯苓皮（三钱），知母（二钱），杏仁（三钱），制半夏（三钱），黄芩（三钱），柴胡（二钱），藿香叶（三钱），生姜（三片），青蒿（三钱），白蔻仁（一钱），大枣去核（二枚），苡仁（三钱），炙甘草（一钱）。

煮三杯，分三次服。

十二日，诊脉数，热重，加知母二钱。

廿三日，疟止热退，去知母、柴胡、青蒿、生姜、大枣，改藿香梗二钱，减滑石二钱。

廿九日，余邪已轻，再服数帖。

【解析】此案用柴胡三仁汤法，与前文“伊氏案”用小柴胡汤原方相比，因有暑湿，故去人参之甘温。但柴胡用量仅二钱，透邪之力似有不足，倘用至三五钱，或可缩短病程。近人用柴胡治疗发热，多在25克（八钱）以上，事实证明退热效果更好。

另，大枣味甘偏润，于湿热者不宜，愚意当去之为妥。观末二诊以化湿之三仁汤为主，说明湿邪一直较明显，助湿之品，不用更佳。仲景在《伤寒论》96条小柴胡汤加减法中，水湿瘀滞者，亦恒去大枣，当遵之。

【四维病机】少阳阳明气分，阳明暑湿内伏、少阳枢机不利。

朱，三十八岁。但寒不热，舌苔白滑而厚三四日，灰黑而滑五六日。黑滑可畏，脉沉弦而紧。太阴寒湿之疟，与牝疟相参，但牝疟表寒重，此则偏于在里之寒湿重也。初起三日，用桂枝、苍术、草果、茯苓、苡仁、广皮、泽泻、猪苓、黄芩。三四日加附子，五六日又加苍术、草果分量，再加生姜，舌苔始微化黄，恶寒渐减。服至十二三日，舌苔恶寒始退。疟愈之后，峻补脾肾两阳，然后收功。

【解析】舌苔白滑而厚为湿邪困阻，灰滑则多寒湿，黑滑则寒极重矣！

阳气愈虚、邪气愈陷，故温化寒湿中，须刻顾护阳气。故鞠通初用温燥化湿、淡渗利湿，继则加附子，再则加重草果、苍术等气味燥烈之品的用量，终用峻补脾肾阳气治本。

本案主方用五苓散加附子、草果，是在继承仲景经验基础上，又吸收吴又可达原饮之宣达膜原法，足以证明鞠通在实践中，是自觉或不自觉地履行了"寒温合一"。

【四维病机】太阴气分，寒湿内伏成疟。

乙酉七月廿五日，姚，二十五岁。久疟不愈，寒多，舌苔白滑，湿气重也，宜通宣三焦，微偏于温。

杏仁（五钱），茯苓皮（五钱），青蒿（二钱），半夏（五钱），煨草果（一钱五分），广皮（四钱），苡仁（五钱），炒黄芩（一钱五分），生姜（二片），蔻仁（三钱）。

煮三杯，分三次服。

八月初三日，前方服六帖，疟疾已止。照原方去草果、青蒿，加滑石六钱、益智仁三钱。

【解析】此处"寒多"，不是病机的阳虚寒盛，而是指症状"恶寒重"，加上舌苔白滑，是湿邪偏重，阳气郁遏，故鞠通以常法"蒿芩三仁汤"，加草果增强燥湿之功，合小半夏加茯苓汤以温化痰饮。六帖而久疟即止，足证鞠通蒿芩三仁汤法临床疗效卓著。

【四维病机】少阳太阴气分，太阴暑湿内伏、少阳枢机不利。

乙酉十一月初二，钱，二十岁。三疟兼痹，舌苔白滑，终日一饮，热时不渴，胸痞，此偏于伏暑中之湿多者也。惟日已久，又加误补下行，邪已深入为难治。勉与宣通经络三焦，导邪外出，毋使久羁。

桂枝（三钱），防己（四钱），杏仁（五钱），青蒿（三钱），半夏（三钱），黄芩（三钱），茯苓（五钱），蔻仁（二钱），广皮（三钱），煨草果

（八分），片子姜黄（二钱）。

十五日，阅来札，知汗多而寒热减，舌白滑苔退，食后不饱闷，是伏邪已有活动之机。但阴疟发于戌亥时，不见日光，虽屡用升提，使邪外出法，毫不见早，大可虑也。勉与原方内加草果分量，去茯苓、蔻仁，再加急走之蜀漆，活血络之当归。

桂枝（三钱），柴胡（三钱），半夏（三钱），青蒿（一钱），防己（三钱），杏仁（四钱），黄芩炭（三钱），广皮炭（三钱），草果（二钱），姜黄（二钱），蜀漆（三钱），当归（三钱），生苡仁（五钱）。

十二月，阅来札，知寒热逆减而未尽除，停饮痹痛太甚。议减治疟之品，加宣饮与痹之药。然有病退正衰之虑，饮与痹皆喜通不喜守，大忌呆补奈何！

桂枝（五钱，三四帖后，手背痛不减，加至八钱或一两），广皮（五钱），防己（四钱），青蒿（二钱），柴胡（三钱，寒热如再减，二药亦须减），炒山甲片（一钱），蜀漆（二钱，寒热微则去之），生苡仁（五钱），人参（一钱），生姜（三钱），半夏（六钱），茯苓皮（五钱），煨草果（二钱），片子姜黄（三钱）。

煎四大茶杯，分四次服，七日必须来信。

初十日，以后忽寒忽热，已非呆于寒热者可比。十五日寒大减，十八日寒热又减，二十日申酉时似发非发，俱属佳处。但手背之痛，左甚于右，伏邪甚深，腹左之块，即系疟母一类。不过胁腹之别耳！合观寒多热少，当与补阳，议于原方内减柴胡、青蒿，加桂枝，其人参似非高丽参可比，盖人生世上不可留后悔也。其疟母每日空心服化癥回生丹一丸，开水送下。盖化癥丹中，原有鳖甲煎丸在内也。即久病在络，亦须用之。又天士先生云：三时热病，病久不解者，每借芳香以为搜逐之用。此证犹在畏途，不可随便饮啖也。

于前方内减青蒿钱半、柴胡钱半，加桂枝一钱。

【解析】此为鞠通函诊病案。因为是函诊，故于书信中将其治疗的步骤、用药的加减、病情的进退交待甚详，从中可窥见鞠通治疗疟病的心法。

首先，确定总的指导方针是"宣通经络三焦，导邪外出，毋使久羁"，宣通宣透、导邪外出，是治疟之大法、常法。通、透二字，吾辈当铭记于心。

其次，"饮与痹皆喜通不喜守，大忌呆补"。不仅疟病重视宣通，水饮、痹证亦当如是。不仅"六腑宜通"，成都中医药大学陈潮祖教授还提出了"五脏宜通"的新说，可见"通"是一个重要的治疗原则。案中所用蒿芩三仁汤、加减木防己汤、化癥回生丹，皆不离通法，而补法相机而用，作为托邪之辅助。

疟、痹同病，治有偏重，疟重则重视化湿兼清热，温药不宜重；待疟轻而痹重，"寒热减则二药（青蒿、柴胡）亦减"，而加重桂枝用量。如此根据表里、寒热之变化而加减用药，显示其"机圆法活"、用药灵动的深厚功力！

木防己汤出自《金匮要略》，仲景原治"肺间支饮"，为里证。而鞠通灵活化裁，妙用于病偏于表的湿阻经络证，继承而又能创新，真是别开生面！

【四维病机】太阳少阳太阴厥阴气血分，伏暑夹湿、三焦不利；寒湿阻络，气血瘀滞。

丙戌二月十一日，杨，二十四岁。伏暑自上年八月而来，邪已深入，三日一作，寒多热少，亦宜通宣三焦为要法。

青蒿（三钱），蔻仁（一钱），蜀漆（一钱），桂枝（三钱），杏仁（二钱），炒黄芩（钱半），苡仁（三钱），柴胡（钱半）。

服一帖而寒退，热反多，此阴邪已化热，去柴胡、桂枝，重用通宣三焦，加广皮、半夏，以和脾胃。

【解析】本病因暑湿内伏，由外感新凉诱发。邪正交争于少阳，故寒热往来；因有湿邪，故用柴胡三仁汤加减以和表里、通三焦。首诊未用半夏，后诊则用之，故此方用半夏为宜。

服一剂而热反增多，当是桂枝量较大的缘故，故二诊去之，以蒿芩三仁汤法，此鞠通经验之方，值得学习。

小柴胡汤合三仁汤加减，正是伤寒方与温病方合用，愚在临床中屡屡用之，足证“寒温合一”对实践有广泛的指导意义。

综观疟门诸案，鞠通治疟并不避柴胡，但亦不滥用柴胡，这是他基于临床实践的经验。徐灵胎在评《临证指南医案》中，对于叶天士治疟不用柴胡，提出了批评，他说：“古人治疟，独重柴胡，此老独不用柴胡……历古相传之定法，敢于轻毁，即此一端，其立心不可问矣。”究竟孰是孰非？吾辈如何在临床中择善而从？徐荣斋先生在《重订通俗伤寒论》“伤寒兼疟”一节中，对此做了较为客观且清晰的界定，现摘录如下。

关于疟疾用柴胡的标准，根据何廉臣先生看法，同意叶天士、张凤逵、张千里、王孟英诸家，认为“正疟可用，暑湿疟不可用”。莫枚士在《研经言说》：“伤寒邪从表入，其里无根，以柴胡提之则出，夏秋之病，新凉在外，而蕴暑在中，其里有根，若以柴胡提之，则外邪虽解，而内热即升，往往有耳聋目赤，谵语神昏，汗漏体枯，延成不治者。”他从实际问题中论述了柴胡的可用与不可用，是比较有根据的。然而日人汤本求真，却另有一说，他认为：“仲景之书用柴胡皆有胸胁苦满证，今乃施诸胸胁苦满而寒热往来者，其应如响；不仅疟疾如是，其他病亦然。无胸胁苦满症者，用之则无效。”是则柴胡之能治疟疾，在胸胁苦满而不在寒热。陆渊雷先生在《流行病须知》里，更做了详细的分析。他说：“用柴胡之证候，在古医书曰‘胸胁苦满’。此‘满’字须读作‘闷’，意即胸口自觉气闷也。然通常之胸闷，由于胃病，其闷之重心在当心口，此非柴胡所主，宜黄连、黄芩之类；胸胁苦满之闷，重心乃在两旁肋骨之内，似胀似痛，又似窒塞，甚者，以指头沿肋骨圈下向上挖按，则坚硬而痛，若是者，为柴胡之的证。”

愚体会要之有三：一者小柴胡汤为正疟（风寒）之方，不适用于暑湿，叶天士之论是来自临床实践的、可靠的；二者，关于暑湿等疟不可用小柴胡汤的理由，莫枚士结合实际、阐释清晰；三者，小柴胡汤使用的指征主要不在于往来寒热，而是胸胁苦满（闷），日本汉方家的经验详述了胸胁苦满的腹证，更为客观准确。

【四维病机】少阳太阴气分，太阴暑湿内伏、少阳枢机不利。

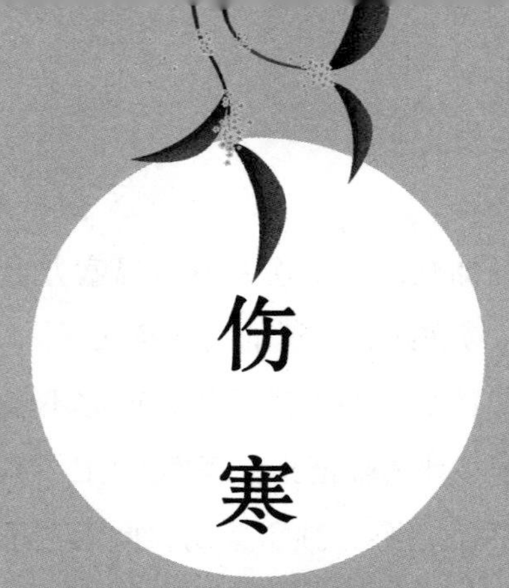

伤寒

癸亥二月初二日，唐，五十八岁。太阳中风尚未十分清解，兼之湿痹髀痛。

茯苓皮（五钱），桂枝（四钱），片姜黄（二钱），杏仁（三钱），防己（三钱），厚朴（二钱），陈橘皮（一钱五分），晚蚕砂（三钱），炙甘草（一钱五分）。

煮三杯，分三次服。服二帖。

初四日，行经络而和营卫，则风痹自止。

桂枝（八钱），焦白芍（四钱），生姜（五片），防己（六钱），生于术（五钱），大枣去核（二枚），半夏（五钱），炙甘草（三钱）。

水八碗，煮取三碗，分三次服。头一次饮稀粥，令微汗佳，其二、三次不必啜粥。

初五日，左脉沉紧，即于前方内加熟附子（五钱），

初六日，脉洪大而数，经络痛虽解而未尽除，痹也；小便白而浊，

湿也。

飞滑石（五钱），桂枝（三钱），生苡仁（五钱），茯苓皮（五钱），猪苓（三钱），黄柏炭（一钱），杏仁泥（五钱），泽泻（三钱），白通草（三钱）。

煮三碗，分三次服。

初七日，昨服开肺与大肠痹法，湿滞已下，小便已清，身热已退，但大便与痰中微有血迹，症从寒湿化热而来，未便即用柔药以清血分，今日且与宣行腑阳，右脉仍见数大，可加苦药。如明日血分未清，再清血分未迟。

飞滑石（五钱），半夏（三钱），生苡仁（五钱），杏仁泥（三钱），厚朴（二钱），黄柏炭（一钱），黄芩炭（二钱），广皮（一钱五分），细苏梗（一钱）。

头煎两杯，二煎一杯，分三次服。

初八日，仍有新白，衣被稍薄而畏寒，身热已退，阳虚湿气未净无疑。

姜半夏（五钱），桂枝（三钱），焦白芍（二钱），生苡仁（五钱），厚朴（二钱），生茅术（二钱），杏仁泥（三钱），广皮（一钱五分），全当归（一钱五分）。

头煎两杯，二煎一杯，分三次服，二帖。

初十日，诸证向安，惟营气与卫不和，寐后自觉身凉，以调和营卫为主。

桂枝（三钱），茯苓块（三钱），广皮（一钱五分），白芍（三钱），生苡仁（五钱），生姜（三片），半夏（六钱），炙甘草（二钱），大枣去核（二枚）。

头煎两杯，二煎一杯，分三次服，六帖。

十六日，营卫已和，即于前方内增白芍二钱，加胶饴三钱，服七帖而安。

【解析】《温病条辨·中焦篇》加减木防己汤原文："暑湿痹者，加减木防己汤主之。"方用防己六钱、桂枝三钱、石膏六钱、杏仁四钱、滑石四钱、白通草二钱、薏苡仁三钱。

加减法有：风胜加桂枝、桑叶；湿胜加滑石、萆薢、苍术；寒胜加防己、桂枝、姜黄、海桐皮；面赤，口涎自出者重加石膏、知母；绝无汗者，加羌活、苍术；汗多者，加黄芪、炙甘草；兼痰饮者，加半夏、厚朴、陈皮。

痹证的治疗，鞠通提出了几个重要的原则："痹证总以宣气为主，郁则痹，宣则通也。"谆谆告诫忌大发汗、忌早用补药："不知湿家忌汗，圣训昭然，寒湿固有，热湿尤多，误用辛温，其害立见。""外感初伤气分，唯贵宣通，误认虚证，投柔补药，其祸尤酷。"

初诊治湿偏寒，用桂枝、姜黄、防己，是以木防己汤寒胜加减法。

二诊以治风为主，则以桂枝汤加入化湿之品，并认为"营卫和则风痹自止"。

三诊因脉紧为寒胜，故加附子。

四诊、五诊治寒湿郁阻化热，则用木防己汤、五苓散加黄芩、黄柏，这是湿热痹的治法。

六诊扶正兼化湿，因恶寒为主，鞠通用桂枝汤加平胃散或二陈汤，是祛邪兼顾正气。

末诊治法以补虚为主，用小建中汤加化湿之品。

统观全案，鞠通每一步均能抓住当下的主要矛盾，针对痹证病机的某个侧面予以治疗，每有"拔刺雪污"之感，也说明了鞠通对于仲景学说的熟稔，对经方化裁的灵动。

【四维病机】太阳太阴卫气分。太阳卫分风寒夹湿，太阴气分虚寒夹湿。

<u>癸亥年二月十六日，唐氏，五十六岁。</u>太阳中风漏汗，桂枝加附子汤

主之。

桂枝（六钱），焦白芍（四钱），生姜（三片），炙甘草（三钱），熟附子（三钱），大枣去核（三枚）。

煮三杯，分三次缓缓服。

十七日，中风漏汗，兼之肾水上凌心，心悸腹痛，昨用桂枝加附子汤，诸症悉退。今左脉沉缓，右脉滑数，表虽清而浊阴未退。议苓、桂伐肾邪，归、茴温冲脉，吴萸、半夏、生姜两和肝胃，白芍以收阴气，合桂枝而调营卫，加黄芩一以清风化之热，合诸药为苦辛通法，此外感之余，兼有下焦里证之治法也。

茯苓块（五钱），桂枝（四钱），淡吴萸（三钱），姜半夏（四钱），青皮（一钱五分），全当归炒黑（三钱），小茴香炒黑（三钱），生姜（三片），黄芩炭（一钱），焦白芍（二钱）。

甘澜水煎成三杯，分三次服。

十九日，脉缓，浊阴久踞，兼有滞物续下，用药仍不外苦辛通法，稍加推荡之品，因其势而利导之。大意通补阳明之阳，正以驱浊阴之阴。若其人阳明本旺，胃阴自能下降，六腑通调，浊阴何以能聚？再胃旺自能坐镇中州，浊阴何以能越胃而上攻心下？反复推求，病情自现。

桂枝尖（四钱），厚朴（三钱），焦白芍（二钱），茯苓块（三钱），青皮（一钱五分），小枳实（一钱五分），淡吴萸（三钱），乌药（二钱），广木香（一钱），小茴香吴萸同炒黑（三钱），广皮（一钱），黄芩炭（一钱），川楝子（二钱）。

煮三杯，分三次服。

廿二日，凡痛胀滞下，必用苦辛通降，兼护阳明，固不待言。前法业已见效，细询病情已十有余年，以半产后得之，误用壅补而成。按久病在络，再痛胀在左，下至少腹板着，其中必有瘀滞，非纯用汤药所能成功。

盖汤者荡也，涤荡肠胃，通和百脉，固其所长。至于细雕密镂，缓行攻络，是其所短，非兼用化癥回生丹缓通不可。且汤剂过重，有瘕散为蛊之虞，不得不思患预防也。

桂枝尖（一钱），半夏（三钱），广木香（八分），炒白芍（二钱），厚朴（一钱），地榆炭（一钱），降香末（二钱），红花（七分），炒桃仁（一钱五分），川楝子（二钱），小茴香炒黑（二钱），广郁金（一钱），全当归炒黑（一钱），乌药（一钱五分），两头尖（二钱），黄芩炭（一钱），黄连（八分），广皮炭（八分）。

甘澜水煎，前后四杯，日三夜一，分四次服。五帖。

昔李东垣用药有至三十余味者，张仲景鳖甲煎丸亦有三十几味，后人学问不到，妄生议论。不知治经治以急，急则用少而分量多。治络治以缓，缓则用多而分量少。治新则用急，治旧则用缓。治急可独用，治旧必用众。独则无推诿而一力成功，众则分功而互相调剂，此又用药多寡之权衡也，兼服化癥回生丹一丸。

廿七日，宣络法兼两和肝胃。

炒白芍（六钱），半夏（三钱），炒丹皮（三钱），制香附（二钱），川芎（五分），炒蒺藜（三钱），小茴香炒黑（三钱），炒青皮（八分）。

煮三杯，分三次服。

廿八日，寐仍不实，于前方内加生苡仁六钱，半夏二钱，服三帖。

三月初一日，案仍前。

姜半夏（五钱），全当归（三钱），制香附（一钱五分），降香末（二钱），良姜（二钱），桃仁泥（一钱五分），小茴香（三钱），乌药（二钱），广皮炭（八分），干姜炭（五分），青皮（八分）。

煮三杯，分三次服，三帖。

初五日，络瘀多年，腹痛胀攻胃，食后䐜胀。今搜去络中瘀滞，饥甚则如刀刮竹，络气虚也，与通补络法。

炒白芍（六钱），丹参（三钱），炒杞子（一钱），白归身（三钱），丹皮（三钱），桂圆肉（三钱），小茴香（一钱）。

煮三杯，分三次服。九帖全愈。

【解析】本案为内伤络瘀、气郁，又加外感，内外合邪，表里俱病。初诊以桂枝加附子汤治外感，二诊以后则为内伤之治。

《伤寒论》之桂枝加附子汤，是在桂枝汤基础上加一味附子，以治太阳中风漏汗。本案与此方病机相合，故取原方用之。但鞠通此处剂量与原方不同，桂枝大于芍药二钱，是桂枝加桂汤，而非桂枝汤。后面二诊补述其症有心悸、腹痛，“肾水上凌于心”，故应当看作是桂枝加桂汤再加附子，既止冲逆又止漏汗。

后面数诊，皆是从疏肝降逆和胃入手，历用加减苓芍汤、导气散、化肝煎、越鞠丸、正气天香散、暖肝煎、化癥回生丹等方，其病位主要在厥阴，因厥阴络瘀、气郁，横逆犯胃，则厥阴为发病之源，阳明为受病之所。鞠通谓病在阳明，并说“胃旺自能坐镇中州，浊阴何以能越胃而上攻心下”，说理用阳明，而用药在厥阴。吾辈当以实际用药为准，不可徒眩于议论之宏阔而不切实际。

【四维病机】太阳阳明厥阴卫气血分，太阳卫分卫阳虚弱、阳明厥阴气血分中虚气血瘀滞。

甲子二月廿一日，吴氏，二十三岁。头项强痛而恶寒，脉缓有汗，太阳中风，主以桂枝汤。

桂枝（三钱），炙甘草（二钱），大枣去核（二枚），白芍（二钱），生姜（三钱）。

水五杯，煮二杯。第一杯即啜稀热粥，令微汗佳。有汗二杯不必啜粥，无汗仍然。

廿四日，不解，于前方内加羌活五钱。

廿五日，服前方已脉静身凉，不肯避风，因而复中，脉紧无汗，用麻黄汤法。

麻黄去节（三钱），白芍（三钱），生姜（三片），桂枝（三钱），炙甘草（二钱），羌活（三钱），大枣去核（二枚）。

煮二杯，分二次服。

廿六日，服前药不知，身重疼痛，其人肥而阳气本虚，平素面色淡黄，舌白，湿气又重，非加助阳胜湿之品不可。于前方内加重。

麻黄去节（五钱，共成八钱），桂枝（二钱，共成五钱），杏仁泥（三钱），白术（三钱），熟附子（三钱），炙甘草（一钱，共成三钱）。

水五碗，先煮麻黄，去上沫，入诸药取两碗，分二次服。服一帖而汗出愈。

【解析】如果问一个中医师：你认为用经方，是要强调抓主症，还是要精准辨证？多数人理性的回答是要精准，但在临床应用中，绝大多数医师喜欢"抓主症"。有些人可能振振有辞："仲景不是说了'但见一证便是，不必悉具'吗？"或者很高深地说："大道至简。"

但临床不能像文章一样可以标新立异，我们还是要老老实实地从临床实践出发，以病人为师，尽可能精准地辨证用药。虽然看起来是笨功夫，却是提高辨证论治水平的不二法门。不信请看鞠通这则经方医案：

初诊患者"头项强痛而恶寒，脉缓有汗"，太简单了，不就是典型的太阳病中风桂枝汤证吗？鞠通的煎服法也是啜热稀粥，应当是谨遵法度了，但服了桂枝汤却不效，这不是方证相应了吗？为什么没效？愚以为不能过于拔高"方证相对"，甚至像吉益东洞那样的"方证主义"，除了主症外，我们还要考虑一些兼证，往往我们认为的"兼证"才是辨证的眼目！答案在末诊：患者身重而痛、平时阳虚有湿。桂枝汤对于太阳中风是完全可以有效的，但如果夹湿，效果就大打折扣了，所以鞠通二诊进行了反思，加了羌活以除湿，风和湿这两种邪气兼顾，才能有效。

可惜三诊鞠通又忘记了湿邪的存在，以麻黄汤（实际是桂枝汤加麻黄、羌活，即葛根汤法）散寒为主，虽有羌活，但温阳除湿仍力有不逮，遂改用麻黄加术汤，再加附子（当注意与桂枝汤加麻黄用药刚柔之差异），除寒湿之功始著，终获佳效。

可见，辨清病因（邪气）的重要性，不同的病邪，用药不同：感受风邪，当用桂枝汤；夹了湿后，变成风湿，则需加羌活之类；感受寒邪，当用麻黄汤；夹了湿后，变成寒湿，当用麻黄加术汤。仲景立法用方非常严谨，不同的病邪，用药略有差池，皆难取效。再结合《伤寒论·序》，可知仲景是强调精准辨证的，反对“相对斯须，便处汤药”的粗枝大叶作风。

【四维病机】太阳卫分，风寒夹湿外袭，卫表不和。

甲子三月十六日，唐，五十九岁。头痛恶寒脉紧，言謇肢冷，舌色淡，太阳中风。虽系季春天气，不得看作春温。早间阴晦雨气甚寒，以桂枝二麻黄一法。

桂枝（六钱），杏仁（五钱），生姜（六片），麻黄去节（三钱），炙甘草（三钱），大枣去核（二枚）。

煮三杯，先服一杯，得微汗，止后服；不汗再服，再不汗，促役其间。

十七日，于原方倍麻黄，减桂枝，加附子三钱，一帖。

十八日，照原方服一帖。

十九日，诸证悉减，药当暂停以消息之。

二十日，中风表解后，言謇，减食则汗，头行痛，舌白滑，脉微紧，宜桂枝加附子汤除风实表护阳。

桂枝（六钱），焦白芍（四钱），生姜（五片），附子（三钱），炙甘草

(二钱),大枣去核(二枚)。

水五杯,煮二杯,分温二服。渣再煮一杯服。

廿一日,表解后复中,恶寒胸结,舌苔厚而白,脉迟紧,里急。

桂枝(六钱),茯苓块(五钱),厚朴(三钱),苡仁(五钱),熟附子(四钱),干姜(三钱),茅术(三钱),小枳实(二钱),广皮(二钱)。

日二帖。

廿二日,于前方内去茯苓,减苡仁,加炙甘草二钱,生姜二钱,日二帖。

廿三日,诸证悉衰,当减其制,照前日方日服一帖。

廿四日,中风表解后,余邪入里,舌黄身热胸痞,议泻心汤泻其痞。

半夏(六钱),黄芩炒半黄(三钱),生姜(五钱),干姜(五钱),黄连炒半黄(二钱)。

头煎二杯,二煎一杯,分三次服。

【解析】此案初诊用桂枝二麻黄一汤,是太阳病之轻发汗法,如果治疗正确,应当汗出表和,而二诊反倍麻黄用量,减去桂枝,加附子,可见一诊汗出是不透的,否则鞠通也不会倍加麻黄,又加附子,恐麻桂相伍发汗力太峻,故用麻附相伍之法。十九日虽云"诸证悉减",是否真的病情好转了呢?看二十日反用了桂枝加附子汤,知汗出太过,后面又用了桂枝姜附汤,救里之意更明显。从后面的治疗反推来看,倍麻黄发汗,应当是汗出太过伤阳。读者不禁反思:初起用发汗法是否正确?

我们看初诊的症状"头痛恶寒脉紧,言謇肢冷,舌色淡",有似太阳伤寒表实证。而鞠通诊断为"太阳中风",反用大量麻黄发汗,于理于症均不合逻辑。况且无论太阳伤寒、中风,均不当有"言謇肢冷",此症应属少阴病,为少阴阳虚、寒凝经脉证,愚意当诊断为"少阴表寒证",宜用麻黄附子细辛汤，扶阳以散表寒，而不能用汗法。太阳之表与少阴之表的鉴别，一在精神状态，二在脉之浮沉，愚以为肢冷与否，更有鉴别意义。

如果初诊用麻黄附子细辛汤，则不致大汗，又可解除头痛、恶寒、脉紧、肢冷等症，且言謇更可用细辛以开窍。后面诸诊皆为救阳之方，不能说与前面误用桂枝二麻黄一汤发汗治疗无关。

【四维病机】少阴卫分，少阴卫阳虚、寒袭于表（不宜用桂枝二麻黄一汤）。

某。先寒后热，胁痛腰痛，少阳症也，议从少阳领邪外出太阳法。

柴胡（六钱），党参（三钱），甘草（三钱），桂枝（四钱），黄芩（三钱），羌活（一钱五分），生姜（三片），半夏（一钱五分），。

煮三杯，分三次服。

又热后，寒退热存，胁胀。

半夏（五钱），广郁金（二钱），生姜（三钱），黄芩（四钱），广皮炭（一钱五分），香附（三钱），大枣去核（二枚），生甘草（一钱五分）。

煮三杯，分三次服。

【解析】“从少阳领邪外出太阳”，明清医家较多此类话术，显示医术高明，病家奉若神明矣。然从逻辑上说，既然邪在少阳，为什么不直接在少阳治愈，反而要引出太阳？太阳岂不是受了无妄之灾？再者，仲景治少阳病，亦从不弄此等呼风唤雨之玄虚。鞠通此案实为太阳少阳并病，既有寒热胁痛之少阳病，又有腰痛，太阳经本已受病，其用柴胡桂枝汤去芍药、大枣之阴柔而加羌活，是太阳、少阳同病的治法，并非“领邪外出太阳”，以太阳本有邪故也。

二诊寒去热存，故去柴胡、桂枝，用香附、郁金代柴胡，疏利气机以消胁胀，又不似柴胡升散助火。

案语虽涉虚玄，但用方确有实效，仍有可法之处。

【四维病机】太阳少阳卫分表证，太阳卫分风寒外袭、少阳卫分经表不利。

<u>廿五日，张。</u>今年风木司天，现在寒水客气，故时近初夏，犹有太阳中风之症。按太阳中风，系伤寒门中第一关，最忌误下。时人不读唐晋以上之书，故不识症之所由来。仲景谓太阳至五六日，太阳证不罢者，仍从太阳驱出，宜桂枝汤。现在头与身仍微痛，既身热而又仍恶风寒，的是太阳未罢，理宜用桂枝汤，但其人素有湿热，不喜甘，又有微咳，议于桂枝汤内去甘药，加辛燥，服如桂枝汤法。

桂枝（六钱），陈皮（三钱），白芍（四钱），半夏（四钱），杏仁（三钱）。

水八杯，煮成三杯，先服一杯，即啜稀热粥令微汗佳，有汗二三杯，不必啜粥，无汗仍然。

廿六日，太阳中风误下，胸痞四五日，太阳症未罢，昨用太阳症仍在例之桂枝汤法，今日恶寒已罢，头目已清，惟胸痞特甚，不渴舌白而壮热，泄泻稀水频仍。仲景法云：病发于阳而误下成胸痞者，泻心汤主之。今用其法，再经谓脉不动数者，为不传经也。昨日已动数太甚，断无不传之理，可畏在此。

茯苓连皮（五钱），干姜（五钱），生姜（三片），半夏（五钱），黄连（三钱）。

煮三杯，分三次服。

廿七日，太阳中风误下，前日先与解外，昨日太阳症罢，即泻胸痞。今日胸痞解，唯自利不渴，舌灰白，脉沉数。经谓自利不渴者，属太阴也。太阴宜温，但理中之人参、甘草，恐不合拍，议用其法，而不用其方。

茯苓连皮（一两），苍术炭（四钱），干姜（五钱），半夏（六钱），广皮炭（二钱），生姜（五钱）。

煮三杯，分三次服。

廿八日，太阳中风，先与解外，外解已，即与泻误下之胸痞，痞解而现自利不渴之太阴症，今日口不渴而利止，是由阴出阳也。脉亦顿小其半。古云脉小则病退，但仍沉数，身犹热，而气粗不寐，陷下之余邪不净。仲景《伤寒论》谓真阴已虚、阳邪尚盛之不寐，用阿胶鸡子黄汤。按此汤重用黄芩、黄连，议用甘草泻心法。

半夏（五钱），黄芩（四钱），生姜（三钱），云苓（三钱），山连（三钱），大枣去核（二枚），甘草（三钱）。

煮三杯，分三次服。

廿九日，脉沉数，阴经热，阳经不热，是陷下之余邪在里也。气不伸而哕，哕者，伤寒门中之大忌也，皆误下之故。议少用丁香柿蒂汤法，加黄连以彻里热，疏逆气。

公丁香（二钱），黄芩（三钱），柿蒂（九枚），真山连（一钱），广皮（二钱），姜汁冲（三茶匙）。煮二杯，分二次服。

初一日，误下成胸痞自利，两用泻心，胸痞自利俱止；但陷下之邪，与受伤之胃气，搏而成哕。昨用丁香柿蒂汤去人参加芩、连，方虽易，仍不外仲景先师苦辛通降之法，病者畏而不服，今日哕不止，而左脉加进，勉与仲景哕门中之橘皮竹茹汤，其力量减前方数等矣。所以如此用者，病多一日，则气虚一日，仲景于小柴胡汤中即用人参，况误下中虚者乎？

广皮（六钱），半夏（三钱），生姜（五钱），竹茹（五钱），炙甘草（四钱），人参（二钱，若无人参，以洋参代之），大枣去核（四枚）。

煮三杯，分三次服。

初二日，误下中虚气结成哕，昨与《金匮》橘皮竹茹汤，今日哕减过半。古谓效不更方，仍用前法。但微喘而舌苔白，仲景谓喘家加厚朴、杏子佳，议于前方内加厚朴、杏仁。

广皮（六钱），老厚朴（二钱），生姜（三钱），竹茹（五钱），杏仁泥（三钱），大枣去核（二枚），洋参（三钱），炙甘草（五钱）。煮三杯，分三次服。

初三日，于原方内加柿蒂三钱。

初四日，误下之陷症，哕而喘，昨连与《金匮》橘皮竹茹汤，一面补中，一面宣邪，兹已邪溃，诸恶候如失，脉亦渐平，但其人宗气受伤不浅，议与小建中汤加橘皮、半夏，小小建立中气，调和营卫，兼宣胃阳，令能进食安眠。

焦白芍（六钱），桂枝（四钱），生姜（三片），新会皮（一钱），半夏（四钱），大枣去核（三枚），炙甘草（三钱），胶饴去渣后化入，搅令匀，再上火二三沸（一两）。

煮三杯，分三次服。

初五日，病解后，微有饮咳，议与小建中去胶饴，加半夏、广皮、茯苓、苡仁、蔻仁、杏仁。

桂枝（四钱），炒白芍（六钱），广皮（三钱），半夏（五钱），茯苓块（三钱），生姜（三片），苡仁（五钱），白蔻仁（一钱），大枣去核（二枚），杏仁（二钱），炙甘草（三钱）。

煮三杯，分三次服。

初六日，病后两服建中，胃阳已复，脾阳不醒，何以知之？安眠进食，是为胃阳复。舌起白滑苔，小便短，大便不解，脉乍数，是脾阳未醒，而上蒸于肺也。议与宣利三焦法，以醒脾阳。

半夏（五钱），小枳实（三钱），苡仁（五钱），茯苓（五钱），益智仁（一钱），广皮（三钱），杏仁（五钱），白通草（一钱）。

煮三杯，分三次服。

初八日，大小便已利，脉仍洪数，舌白滑，苔未除，仍宜苦辛淡法，转运脾阳，宣行湿热。

茯苓皮（五钱），半夏（五钱），黄柏炭（三钱），生苡仁（五钱），杏仁（三钱），苍术炭（三钱），白蔻仁（一钱五分），广皮（一钱五分），黄芩炭（一钱五分）。

煮三杯，分三次服。

十一日，脉仍沉数，舌苔反白滑，仍宜建中行湿，以除伏邪。湿最伤气，非湿去气不得健，与急劫湿法。

茯苓皮（五钱），制苍术（四钱），白蔻仁（一钱五分），姜半夏（五钱），生苡仁（五钱），黄芩炭（二钱），煨草果（四钱），黄柏炭（二钱），炒广皮（一钱五分），杏仁泥（三钱），益智仁（二钱）。

煮三杯，周十二时服完。

【解析】鞠通此案除最后的三诊用三仁汤加减外，前面每诊随病情进退皆用一经方加减，颇有“移步换景”之感。这说明真正的温病大家，是精通伤寒学说、擅长应用经方的，而鞠通应用经方与一般经方家不同，不是照搬原方原量，而是灵活化裁使用，但其加减仍守仲景法度。“师其法而不泥其方”，是其可贵之处。

素有湿热之人，复感外邪，而医误下而成痞、利、哕。鞠通先解表、继攻痞、再建中、终用宣化湿热。治法遵仲景之旨“表解乃可攻痞”，每一步选方遣药均有效，然病情仍缠绵日久，推其因，有湿故也。

回过头来看，初起诊断为太阳中风，是否准确？“头身微痛、恶寒发热”，确属表证，进一步还需要鉴别：是太阳风寒表证？还是太阳湿温表证？或是太阴风湿表证？由于叙症较略，难以判断，但从末三诊用三仁汤加减，此案初起不仅是风寒在表，应夹有湿邪。故愚意以为初起宜加藿香、佩兰、紫苏、羌活之类解表除湿，后面诸诊在泻心基础上加入芳香化湿之品更佳。且后面诸诊，每次减去苦寒之品，则病情反复，说明湿中蕴热，不得视为太阴寒湿，故第四诊时用理中汤，仍宜加黄连。过早温燥，患者即出现气粗、身热、不寐，不得不改用甘草泻心汤，用黄芩、黄连苦寒以清气热。因此，愚意以为本案应属湿温或湿热内蕴复感风寒湿邪，并非单独外感风寒，初起诊断为太阳中风，是不准确的。

关于小建中汤治疗咳嗽，愚有一案可佐证之：2013 年夏，余治一女性，30 余岁，教师。咳嗽反复发作多年，近一年来夜间不能平卧，卧则咳嗽加重，痰白稀，症状典型，愚首诊予小青龙汤，服五剂而能安卧矣，欣喜异常。愚仍以小青龙法加减，咳嗽虽甚少而未能断除，愚苦思之时，患者云“咳嗽时进食可止，或饮热水亦止”，灵机一闪：得食而缓，加之面色苍白、消瘦，中虚之证也！遂处以小建中汤，服一周后复诊，未再咳嗽。

【四维病机】太阳太阴卫气分，太阳卫分中风，太阴气分湿郁化热，渐至太阴虚寒。

乙酉十一月十二日，吴，五十六岁。内热外寒，兼发痰饮，喉哑咳嗽痰多，头痛恶寒，脉浮，与麻杏石甘汤加半夏、广皮、苦桔梗。

生石膏（六两），麻黄去节（五钱），苦桔梗（六钱），姜半夏（一两），广皮（四钱），炙甘草（四钱），杏仁泥（八钱）。

煮四杯，先服一杯，得汗即止，不汗再服。汗后避风。

十四日，肺脉独浮，去麻黄（三钱）。

十七日，脉浮，喉哑咳嗽痰多。

生石膏（四两），麻黄去节（三钱），桔梗（五钱），半夏（六钱），广皮（三钱），炙甘草（二钱），杏仁（六钱）。

煮三杯，先服一杯，得汗止后服。

廿三日，脉浮，喉哑咳嗽痰多，内饮招外风为病，与大青龙汤法。

麻黄去节（五钱），生石膏（四两），广皮（五钱），杏仁（八钱），姜半夏（八钱），生姜（三钱），桔梗（五钱），炙甘草（三钱），大枣去核（二枚）。

煮二杯，先服一杯，得汗止后服，不汗再服。

廿四日，病减者减其制，去麻黄三钱、广皮、生姜、大枣，于原方加木通一钱，以小便短也。

廿七日，喉复哑，脉洪数，小便已长，照前方去木通，加石膏二两。

【解析】吴鞠通在《温病条辨·下焦篇》曰："喘咳息促，吐稀涎，脉洪数，右大于左，喉哑，是为热饮，麻杏石甘汤主之。"将此方置于下焦篇寒湿门，列于小青龙汤后，作为化饮之方，指出主治为"热饮"，愚意以为不妥。

1. 病性、病位诊断上均有误。麻杏石甘汤以宣肺泄热为主，无疑是清热之方，不当置于寒湿门中。其治喘咳、吐痰、声哑，皆属上焦之症，为何列于下焦篇？在逻辑上完全不通。

2. 本方是否有化饮之功？一般而言，本方主治肺热痰盛之喘咳，吐痰黄稠，而非清稀之痰饮。鞠通痰热、痰饮不分，此方误用于痰饮之证，为患不少。有实例为证：国医大师薛伯寿先生曾谈及用麻杏石甘汤的经验教训，他在20世纪60年代治疗一个3岁男孩，患支气管肺炎，发热，咳嗽，气喘，薛老会诊用麻杏石甘汤加桔梗、前胡、豆豉、葱白，服2剂未效，患儿仍高热，咳喘气促，目如脱状，腹满膈扇，喉间痰声漉漉，鼻翼扇动，头汗出，时有烦躁，欲饮而不多，咳甚作呕，时吐涎沫，舌尖边红，苔白微腻，脉浮弦数。于是请蒲辅周先生会诊，蒲老认为肺气郁闭，热饮内蕴，用越婢加半夏汤化裁，2剂后热退，痰少，咳喘基本已平，续予调理肺胃、清气化痰而愈。蒲老指出："越婢加半夏汤与麻杏石甘汤君臣药虽同，皆用麻黄、生石膏，发泄透达肺之邪火，但其佐使药有异，因而作用有别。越婢加半夏汤有透发邪火，兼蠲饮之长。若热饮咳喘，目如脱状，主以越婢加半夏汤，其效甚速。

因饮蕴于肺，邪有依附，邪火难清，麻杏石甘汤则无祛饮之功，故难取效。"

愚治疗此类饮热互结，常用越婢加半夏汤合葶苈大枣泻肺汤，疗效确切。麻黄和石膏的用量可以灵活变化：表闭重，发热无汗者，麻黄与石膏比例为1∶2；有汗、体温不高，表闭不重，比例可以1∶3或1∶4。《温病条辨》原方用量：麻黄三钱，杏仁三钱，石膏三钱，炙甘草二钱，发表之力较强。而此案用麻黄五钱、石膏六两，发表之力似有不足，且声哑始终反复，可能与过大剂量石膏有关。江西名医姚荷生教授曾谈及会诊乙脑患者，热退后声哑不能恢复，认为是石膏曾经用量过大，寒凝则痰湿难除，减去石膏，易以化痰湿之品而效，可为此案做一注解。

【四维病机】太阳阳明卫气分，太阳卫气分风寒夹痰饮、阳明气分郁热。

乙酉十一月廿九日，赵，十三岁。头痛，脉浮弦不甚紧，无汗，与杏苏散法。

杏仁（二钱），羌活（一钱），生姜（三片），苏叶（三钱），桔梗（三钱），大枣去核（二枚），防风（二钱），甘草（一钱五分）。

煮二茶杯，先服一杯，覆被令微汗，不可使汗淋漓。得汗止后服，不汗再服第二杯，又不汗再作服，以得汗为度。汗后避风，只啜粥，需忌荤。

【解析】头痛，脉浮弦不甚紧（亦是稍浮紧之脉），无汗，病机为太阳风寒闭表，似当用麻黄汤，而鞠通用杏苏散之法，是退一步之治。愚揣其意：一方面患者年幼，避免用峻剂发汗；二者脉不甚紧，邪郁尚轻，故以麻黄桂枝各半汤之法，小发其汗。不用麻黄，代之以羌活、紫苏开腠发汗；不用桂枝，代之以防风（风家润药）。从此案可见鞠通"师古不泥"的灵活变通精神。方贵中病，何必拘于古今。

【四维病机】太阳卫分风寒表实证。

丁亥十一月十一日，某，四十余岁。头项强痛而恶寒，脉浮而紧，无汗，的系伤寒，法当发汗，何得妄为冬温而恣用凉药？

麻黄去节（六钱），杏仁（四钱），甘草（四钱），桂枝（五钱）。

煮三杯，先服一杯，覆被令微汗周身佳。得汗止后服，不汗再服。尽剂而汗始至足。

十二日，伤寒与麻黄汤，头项强痛已解，脉不浮紧，胃亦开，但受伤太重，阳虚体痛畏寒，与温太阳经脉。

桂枝（六钱），焦白芍（四钱），甘草（三钱），防己（一钱），杏仁泥（三钱），生姜（五片），广皮（四钱），熟附子（三钱），大枣去核（二枚）。

煮三杯，分三次服。

十三日，脉症仍旧，阳未全复，照前方加附子，再服一帖，服药后不必啜粥。

十四日，痹症身痛大减，惟足痛甚，湿伤于下，仍旧于下也。仍于温通太阳经络。

云苓皮（六钱），桂枝（六钱），熟附子（五钱），生苡仁（六钱），防己（四钱），片姜黄（三钱），杏仁泥（四钱），甘草（三钱），海桐皮（三钱）。

煮四杯，分早、中、晚、夜四次服。

十五日，诸症向安，惟六脉阳微之极，仍以补阳为要。但去痹未远，宜通不宜守，俟三四日后毫无遗症，再议守辅。

云苓块（三钱），桂枝（六钱），生苡仁（二钱），熟附子（三钱），萆薢（三钱），炙甘草（三钱）。

煮三杯，分三次服。二帖。

十七日，脉沉细，背脊仍有畏寒之意，舌白滑，苔颇厚，寒湿未清，犹未敢呆补。

云苓皮（五钱），桂枝（八钱），川萆薢（四钱），生苡仁（五钱），防己（二钱），白通草（一钱），姜半夏（四钱），广皮（二钱），炙甘草（三钱），熟附子（四钱）。

煮三杯，分三次服。

【解析】吴鞠通作为欲“跳出六经藩篱”的温病大家，能在临床中不存成见、正确辨证和使用经方，值得称道！这也启发后学，不要将寒温对立，而应以“寒温合一”的理念来辨治外感病。

首诊用麻黄汤，方与证合，取效明显。此诊纯用温散之法。

二诊用桂枝加附子汤，再加化湿之品。用麻黄汤后并无大汗、漏汗，用此方不在止汗，而是温补卫阳、通经散寒，是补、散兼施之法，补多于散。用后阳气复振，身痛大减，唯足痛甚，是寒湿趋于下，用加减木防己汤的寒胜加减法，亦是温通经脉之法，通多于补。

后诊以补阳为主，温通化湿为次，是渐转为补大于通，以助阳气来复。鞠通云“补阳为要”“犹不敢呆补”，因为虚寒中夹有湿邪，故慎重如此。

可以看出，鞠通治病，仍是遵仲景之法，而不是一味偏重寒凉、不用温药，值得滥用清热解毒以消炎者反思。

【四维病机】太阳卫分表证，始为太阳卫分风寒表实证，转为太阳卫阳虚、寒湿阻滞经脉。

戊子正月十六日，史，三十二岁。脉浮洪而数，头痛身痛，恶寒有汗，此为太阳中风。但中风脉缓，今洪数有力，恐传经也，桂枝汤主之。

桂枝（六钱），炙甘草（三钱），大枣去核（三枚），白芍（四钱），生姜（五钱）。

煮两杯，先服一杯，即啜稀粥一碗，覆被令微汗佳。得汗止后服，不汗再服。

十七日，脉之洪大已减，头痛、身热、恶寒俱减，余邪陷入少阳，干呕口苦，与小柴胡汤。渴者加天花粉。

柴胡（三钱），姜半夏（五钱），生姜（三钱），黄芩（三钱），天花粉（一钱五分），广皮（三钱），大枣去核（二枚），炙甘草（一钱五分）。

煮二大杯，分二次服。

十八日，脉静身凉，外感已解，惟舌上白浊，夹黄苔太甚，胃口不

清，与宜通腑阳，切忌早食多食。

姜半夏（五钱），益智仁（二钱），白蔻仁（八分），云苓皮（五钱），小枳实（三钱），广陈皮（三钱），杏仁泥（三钱），炒神曲（三钱），白通草（八分）。

煮三杯，分三次服。二帖。

【解析】此案动态演示了疾病从太阳到少阳，再到阳明的变化过程，而鞠通能方随证转，显示出对经方应用之娴熟。

《伤寒论》25条云“服桂枝汤，大汗出，脉洪大者，与桂枝汤，如前法……”与首诊的症状若合符节，故鞠通用桂枝汤原方，并遵其服药将息之法。后诊“口苦干呕”用小柴胡汤，亦是常法。三诊太阳、少阳之外邪已解，而阳明湿邪郁热内蕴，故与温胆汤合三仁汤化裁，化湿和胃。每一诊均方与证合，治疗针对性强，故收效显著。

有学者指出，鞠通用桂枝汤，不是桂枝、白芍用量相同，而是桂枝用量大于白芍，应是桂枝加桂汤。此言似乎有理，但愚认为，鞠通多用了二钱桂枝，其用意在于加大外散之力，更易于得汗驱邪，而不是取桂枝降逆之功。正如下一诊用小柴胡汤，柴胡与黄芩的比例并没有严格遵循仲景原方，而是与黄芩等同，揆其意在于减少外散之力，正合“和解”之义。实践是检验真理的唯一标准，不仅鞠通用这样剂量的经方，清代以来有医案可查的很多医家，用量也是如此，均能取得较好疗效。是否一定要恪守原方原量，不敢越雷池一步？值得深思。

愚体会：病和人是动态的、千差万别的，因此我们处方用药，不应当有“先验论”，不能认为某个固定的方、固定的量才是治疗某证的最佳选择。辨出是某个方证后，还应当进一步仔细推敲这个患者具体的强弱状况、邪气盛衰程度，以及季节气候、饮食喜好、治疗经过等。根据这些具体的情况进行加减化裁的方药，才能更适合这个患者当下的病机状态。所以，愚认为辨方证不是尽头，还有很多具体的细节需要合参。仲景的方证是规矩，但不是束缚我们思维的条条框框。孔子云“随心所欲不逾矩”，这是一种理想圆融的人生境界。愚借用夫子之语，认为“随机应变不逾矩”，才是一种圆融无碍的完满的用方境界。请与诸君共事斯语。

【四维病机】太阳少阳阳明卫气分，太阳卫分中风→少阳气分枢机不利→

阳明气分湿困。

己丑正月初五日，刘氏，五十余岁。太阳中风，耽延五日不解，冲气上动，宛若奔豚，腹满泄泻而渴，兼有少阴症矣，两层两感，太阳少阳并见，此一两感也。人其积怒内伤，又加外感，此二两感也，可畏之至。且先伐其冲气。

桂枝（八钱），云苓块（一两），川芎（一钱五分），当归（三钱），川椒炭（三钱），生姜（五大片）。

煮三杯，分三次服。

初六日，太阳少阳两感，冲气上动如奔豚，与苓、桂重伐肾邪，今日一齐俱解，脉静身凉，冲气寂然，可喜之至！微有痰饮咳嗽，当与和胃令能食。

云苓块（六钱），桂枝（三钱），生姜（三片），姜半夏（五钱），广皮（三钱），大枣去核（二枚），焦白芍（三钱）。

煮三杯，分三次服。

【解析】案中“冲气上动，宛若奔豚”，系阳虚水寒上逆，治以茯苓、桂枝，病位当系太阴为主；鞠通因泄泻而渴，断为少阴，仲景虽有“自利而渴属少阴”之论，究当活看，观其用药，并无附子、干姜等，愚意以为腹满而利、渴，仍属太阴为是；方中用川椒、生姜之辛，取自“肝欲散，急食辛以散之”，是散厥阴之寒逆；当归、川芎，养肝血以疏肝，仲景奔豚汤中亦用之。故首诊之方，可看作师承仲景奔豚汤，而加以变化，去苦寒而加辛温。药用六味，桂枝、茯苓，当归、川芎，川椒、生姜，皆两两对偶，颇得叶天士用药布阵之风格，程门雪先生尝拈而出之，值得注意。

冲气得降，二诊转手桂枝汤以解未尽之表，二陈汤化痰湿而和胃，表里两和之法，不用甘草者，畏其满中也。药虽平淡，用之得宜，故收良效。

【四维病机】太阴厥阴气血分，太阴气分水湿、厥阴气血分虚寒致冲气上逆。

己丑正月二十日，钱，三十四岁。太阳中风汗多，误与收涩，引入少

阳，寒热往来，口苦脉弦，与小柴胡汤和法。其人向有痰饮喘症，加枳实、橘皮，去人参。

柴胡（五钱），姜半夏（六钱），生姜（五钱），广皮（五钱），小枳实（四钱），大枣去核（二枚），炙甘草（三钱），黄芩炭（一钱五分）。

煮三杯，先服一杯。寒热止，止后服。尽剂不止，再作服。二帖。

廿三日，风入少阳，与小柴胡汤已解其半，仍须用和法，寒多热少，而口渴，较前方退柴胡，进黄芩，加天花粉。

姜半夏（三钱），柴胡（二钱），生姜（三大片），天花粉（三钱），炒黄芩（三钱），大枣去核（二枚），炙甘草（二钱）。

煮三杯，分三次服。

【解析】寒热往来，口苦脉弦，为典型的小柴胡汤证，能用小柴胡汤，不足为奇。值得我们学习的是鞠通善于灵活变通。

1. 因为素有痰饮喘证，故黄芩量减少，仅为柴胡三分之一，且炒炭用，减其寒凉之性。因痰饮阻气，故去人参，再加入陈皮、枳实以利气，合生姜为橘枳姜汤以化饮。

2. 二诊寒多热少（疑为寒少热多），且口渴，半表之势减，而半里之热象明显，则减柴胡、半夏、生姜之量，倍黄芩用量，再加天花粉生津止渴，亦不离仲景法度。

有谓用经方必须原方原量者，观鞠通此案，能无所悟乎？

【四维病机】少阳气分，风寒郁热兼痰饮。

己丑十一月十四日，某，四十岁。风寒夹痰饮，喘咳吐血，业已发汗，身热不退，现已右脉洪大数滑，病势太重，勉与大青龙法去表药，加半夏。

生石膏（四两），云苓块（五钱），生姜汁冲（三小匙），姜半夏（六钱），杏仁泥（五钱）。

甘澜水八杯，煮三杯，分三次服。

十七日，伤寒夹痰饮吐血，误治，喘咳脉极，与大青龙法去表药，加

半夏，身热已退，喘已定，惟咳血未除。

生石膏（三两），姜半夏（六钱），橘皮（三钱），云苓皮（六钱），杏仁泥（五钱），生姜汁冲（三茶匙）。煮三杯，分三次服。

【解析】仲景大青龙汤原方"麻黄六两（去节），桂枝二两（去皮），炙甘草二两，杏仁四十枚（去皮尖），生姜三两（切），大枣十个（擘），石膏如鸡子大（碎）"乃发汗之峻剂，鞠通去掉了麻黄、桂枝等发表之品，只保留清里热的石膏（而且用量独大，仲景则用小量石膏），还能算大青龙汤吗？再结合治疗过程，已经发汗而热不退，表闭已除，其病机为里热夹痰饮，已不是大青龙汤证的病机了，故此处鞠通仍谓用"大青龙法"，是不恰当的。虽然经方可以加减，但如此这般把君药、臣药都减去了，就不应当再称为某某方了。

但此案疗效是确切的、显著的，仍然值得我们学习，不应因其言而废其实。方中石膏用量独大，达三四两之多，使用指征主要是病势较重、喘咳吐血，关键是脉象"右脉洪大数滑"，提示阳明气分邪热炽盛，故需大量石膏以撤气热，使不扰于血分，则咳血可止。本案用大量石膏的经验，值得师法。擅用石膏者，明有缪仲醇，清有吴鞠通，近代则张锡纯、孔伯华、郭可明等，皆一时名家。吾师任继学先生亦擅用大剂生石膏治疗中风、高热等，疗效迅速。正如张锡纯论石膏"为寒温实热证之金丹""为寒温第一要药""为救颠扶危之大药""退外感实热，诚为有一无二之良药"。但是否如锡纯先生所言："愚临证四十余年，重用生石膏治愈之证当以数千计。有一证用数斤者，有一证而用至十余斤者，其人病愈之后饮食有加，毫无寒胃之弊？"我们还需在临床中加以辨证使用，不可一概用重剂，若说"毫无寒胃之弊"，总觉太过武断。

本案喘咳吐血，未用一味止血药如茅根、藕节炭之类，亦未用凉血之品，更无一味止咳之品如百部、杷叶之类。而用清气热化痰饮之法以"治病求本"，正如明代李中梓所言："见痰休治痰，见血休治血，无汗不发汗，有热莫攻热，喘生毋耗气，精遗勿涩泄，明得个中趣，方是医中杰。"此语可移赠鞠通先生，不愧医中之杰出者也！

【四维病机】阳明气分，风寒夹饮化热、饮热气逆。